KB261056

감기로부터 '우리 아이' 지키기

'감기'가 무엇인지를 올바르게 알고 부모들이 잘 대처할 수 있도록 하고자 하는 의도에서 씌어진 이 책은 아이를 키우면서 겪을 수 있는 증상에 보다 효율적으로 대처할 수 있는 방법을 기술하였지만 감기를 비롯한 여러 증상의 해결책이 반드시 아이에게만 국한된 것이 아니라 우리 성인에게도 쉽게 적용할 수 있는 이야기가 될 수 있는 것임을 알 수 있을 것이다. **−시작하는 말 중에서−**

이수형 · 김형원 지음

들꽃누리

감기 치료의 두 시각

- 치료의 대상, 관리의 대상

감기는 인류와 함께 해 온 가장 오래된 질환으로 남녀노소 누구에게나 다양한 형태로 나타난다. 특히 '감기는 만병의 근원'이라는 말처럼, 감기로 시작된 증상이 각종 합병증으로 발전하여 심한 경우 생명을 위협하기도 한다. 그래서 대다수의 부모님들은 '어떻게 하면 우리아이를 감기에 걸리지 않고 건강하게 키울 수 있을까?'라는 고민을 하게 된다.

맑은 물, 신선한 공기, 학교 운동장에서 흙먼지를 날리며 마음껏 뛰놀던 시절의 아이들과 지금의 아이들을 한번 비교해보자. 물질의 풍요로움으로 아이들의 체격은 커졌지만 체력은 상대적으로 많이 허약해졌다. 이렇듯 체력이 약해진 변화의 중심에는 오염된 먹거리, 공부에 대한 스트레스, 운동 부족, 각종 유해 환경 등이 있겠지만, 그 중에서 결정적인 원인으로 주거 환경의 변화를 들 수 있다. 아파트, 학교 교실, 학원 강의실처럼 장시간 밀폐된 공간에서의 생활이 우리 아이들을 감기에 노출시키고 건강을 빼앗고 있는 것이다.

감기를 치료할 때는 두 가지 기준에 의해서 이루어진다. 하나는 치료의 대상, 즉 병의 증상 완화를 목적으로 하는 경우이고, 다른 하나는 관리의 대상으로, 면역력을 강화해주고 저항력을 길러주어 스스로 병을 이겨낼 수 있도록 몸의 균형을 잡아주는 것이다.

항생제의 부작용을 감수하고서라도 쉽게 갈 것인가? 아니면 스스로 이겨내는 힘을 키우며 버틸 것인가? 어떤 방법이 최선이며, 우리는 어떤 선택을 해야만 하는가?

감기! 바이러스! 치료의 대상으로 보고 병의 뿌리를 뽑기 위해 처음부터 끝까지 항생제를 복용할 것이냐? 아니면 관리의 대상으로 보고 친구 삼아 함께 갈 것인가 하는 것이 이 책에서 여러분에게 전하고 싶은 이야기이다.

두 저자가 함께 써내려 간 이 책에서는 감기에 대해 순수 한의학적 접근보다는 분석의학을 통해 그에 대처하는 방법을 제시하고 있다. 〈감기, 알고 나면 간단한 병〉〈감기와 싸우지 않고 이기는 법〉 등의 제목에서 알 수 있듯이 병의 실체를 쉽게 설명하고 그 대처하는 방법을 얘기하고 있다. 싸우지 않고 이길 수 있다면 얼마나 좋겠는가? 아무쪼록 이 책이 만병의 근원, 감기로부터 탈출을 원하는 아이들과 부모님들에게 좋은 길라잡이가 되길 바란다.

한의학 박사 ·
대전대학교 교수 채종걸

나는 오늘도 꿈을 꾸면서 펜을 들었다. 감기에 안 걸리는 아이가 아니라 감기가 나은 후 더욱 건강한 모습으로 밝게 웃는 아이들의 모습을 떠올린다. 바라보는 부모의 얼굴에서도 미소가 번진다.

모처럼 아이들과 나들이나 쇼핑을 다녀온 날 밤, 갑자기 아이가 열이 나면서 울고 보채기 시작할 때가 있다. 그러면 대부분의 부모들이 혹여 자신이 아이에게 무언가 잘못한 것이 있는 양 반성하면서 해열제를 먹여야 하나, 응급실에 가야 하나 허둥대곤 한다. 하지만 부모가 밤새워 안절부절못했던 것과는 달리 아침이 되면 대부분의 아이들은 언제 그랬냐는 듯 잘 일어나 유치원에 간다. 그러고 나면 10년 감수한 느낌이 든다. 그런데 만약 그렇지 못한 경우에는 감기로 이어질 수도 있다. 이유야 어찌 되었든 감기란 사실 간단해 보이지만 그 치료가 쉽지 않고, 누구나 부주의하면 쉽게 한 번쯤은 걸려 보았을 것이다.

사실 감기는 아이들에게 가장 흔하게 일어나는 질병이다. 실제로 찬바람만 쐬어도 걸리고, 사람들이 많이 모이는 곳에 다녀와도 걸리고, 환절기에도 반드시 걸려 고생하는 아이를 주변에 어렵지 않게 볼 수 있다. 말 못하는 어린 아기가 아프기라도 하면 속 타는 부모의 심정은 이루 헤아리기 어려울 정도이다. 감기를 앓은 지 며칠 지나지 않아 또 걸리는가 하면 이번엔 또 갑자기 열이 펄펄 난다. 이러다 경기라도 하면 어쩌나 하는 걱정이 앞서기 마련이다. 그리고 감기가 심해져 혹여 중이염이나 축농증으로, 또는 폐렴으로 전이되면 어쩌나 하고 마음을 졸이기 마련이다. 하지만 감기란 바이러스 질환이므로 이들 바이러스와 싸워서 이기기 위한 면역작용으로 일어나는 현상이란 사실을 안다면 그다지 걱정할 일은 아니다. 이러한 이유로 초기 감기에는 약에만 의존하기보다 약간 기다리는 여유를 가질 수 있게 되고, 감기를 잘 치료하면 그야말로 큰 병 없이 건강하게 자랄 수 있는 밑거름이 될 것이다.

이 책은 '감기'가 무엇인지를 올바르게 알고 부모들이 잘 대처할 수 있도록 하고자 하는 의도에서 씌어졌다.

　따라서 제1부와 2부에서는 수분공급, 손 씻기, 햇빛에 말리기, 마스크 쓰기 등의 중요성 등 감기란 무엇인가를 알고 우리 스스로 어떻게 대처하는 것이 좋은가에 대하여 기술하여 놓았다. 제3부에서는 우리 스스로 느끼지 못하는 사이에 일어나는 우리 몸의 각 조직, 기관에서 일어나는 방어작용과 면역작용, 말하자면 기침, 가래, 열, 눈물, 콧물, 재채기 등을 통해 우리 몸이 얼마나 과학적이고 효율적으로 감기 바이러스에 대처하는지를 보다 쉽게 기술함으로써 부모들의 걱정을 덜어주고자 하였다.

　또한 제4부, 5부, 6부에서는 항생제란 무엇이며, 항생제가 어떤 경로로 우리 몸에 들어오게 되는지를 기술하였고, 항생제를 적게 먹고 사는 방법을 제시하였다. 제7부에서는 간단하게나마 자연을 이용하여 건강을 지킬 수 있는 '양생법'에 대하여 기술하여 놓았다. 이를테면 운동, 음식, 수면으로 나누어 우리 아이들이 감기에 잘 안 걸리고, 만약 걸리더라도 빨리 나을 수 있는 길을 제시하였다.

　마지막으로 부록에는 아이들에게 가장 빈번하게 발생하는 축농증, 중이염, 편도선염 등의 치료 사례를 실어 보다 사실적으로 이해를 돕도록 하였다. 이렇듯 이 책은 아이를 키우면서 겪을 수 있는 증상에 보다 효율적으로 대처할 수 있는 방법을 기술하였지만 감기를 비롯한 여러 증상의 해결책이 반드시 아이에게만 국한된 것이 아니라 우리 성인에게 쉽게 적용할 수 있는 이야기가 될 수 있는 것임을 알 수 있을 것이다. 따라서 비록 작은 책자이지만 부모가 자녀를 보다 건강하게 키우는 데 조금이나마 도움이 되고 가족의 건강을 챙길 수 있다면 그야말로 더 바랄 나위가 없을 것이다.

　코끝에 스치는 바람에 조용히 눈을 감으니 이 책자가 빛을 볼 수 있도록 도와주신 분들이 떠오른다. 먼저 김용수 선생님의 지도에 머리 숙여 감사드리며, 출판을 위해 힘써 주신 들꽃누리 김영식 사장님께도 사의를 표한다. 그리고 한없는 가족의 사랑과 도움이 있었기에 이 면을 빌어 내 사랑하는 가족에게도 마음을 전한다.

여름의 끝자락에서

저자 씀

차례

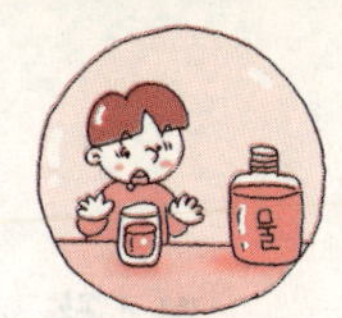

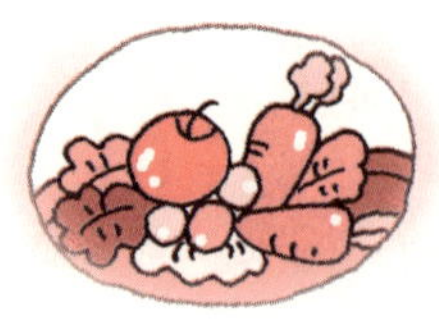

제 1 장
감기, 알고 나면 간단한 병

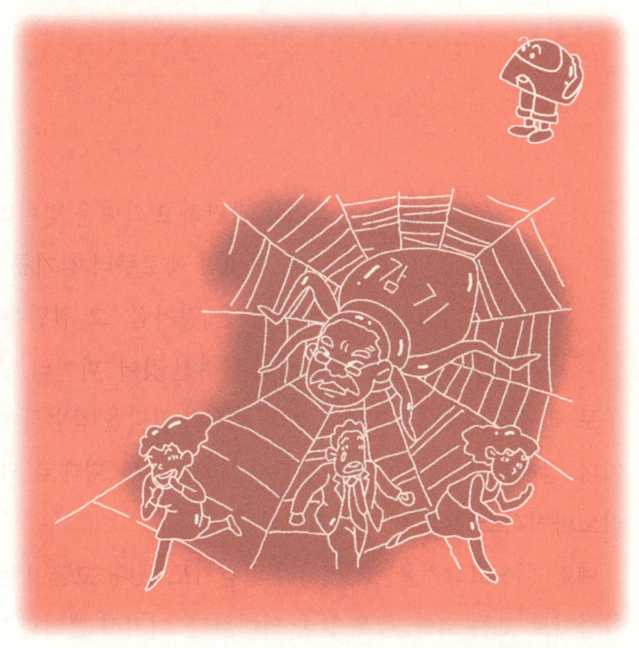

한의학적인 방법은
바이러스 자체를 없애려는 것이 아니라,
흐트러진 몸의 불균형을 바로잡아
바이러스에 대응하는 힘을 기르는 것이다.

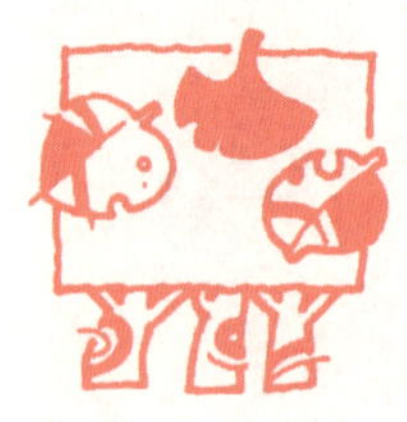 흔히들 감기는 간단하고 가벼운 병이라고 여기는 경향이 있다. 하지만 예로부터 감기를 '만병의 근원'이라 일컬어 온 것처럼, 그 원인은 다양하다. 이 중 가장 널리 알려진 것이 '바이러스'이다. 이는 주로 코·목·성대·기관지 등의 호흡기 점막을 침범하여 급성 염증이나 알레르기 질환을 유발시킨다. 가장 흔한 형태로 알려진 것이 리노바이러스에 의한 코감기이다.

예전에는 코감기를 '고뿔'이라 일컫기도 했다. 고뿔이란 고와 뿔의 합성어로 고는 코를, 뿔은 불을 의미한다. 여기서 뿔이란 '불이 난다'라는 말을 달리 표현한 것으로 '염증이 난다'라는 뜻이다. 따라서 고뿔이란 코에 불이 난 것, 즉 코에 염증이 나타난 현상을 달리 표현한 것이다.

서양 의학은 바이러스로 인한 질병을 치료할 때 바이러스를 직접 공격하는 방법을 사용한다.

우리 몸은 주어진 환경에 잘 적응하며 산다. 게다가 좋지 않은 환경에 대응하는 본능적인 방어력까지 지니고 있는데, 이를 '면역'이라 부른다. 말하자면 우리 몸에서는 환경에 적응하며 살아가기 위해 잠시도 쉬지 않고 면역 작용이 일어나는 것이다. 그런데 과로·추위·스트레스·대기 오염 등의 자극은 우리 몸의 방어 능력(면역력)을 약화시켜 바이러스가 쉽게 침입할 수 있는 원인을 제공하곤 한다. 그로 인한 면역력 약화로 바이러스가 침투하면 우리 몸의 면역 시스템은 바이러스에 대항하면서 경보음을 울리게 된다. 이때 침투한 바이러스를 이겼을 경우 우리 몸에서는 아무런 경보음이 없거나 아니면 아주 경미한 경보음만 울리게 되는데, 이는 곧 자연 치유가 되었음을 뜻하는 것이다.

그러나 이와 반대로 바이러스가 이겼을 경우 아주 빠른 속도로 분열하여 그 수를 증가시킨다. 이때 엄청나게 붙고 늘어난 바이러스에 대항하기 위해 우리 몸의 방어 체계, 즉 면역 체계 역시 강도가 높아짐과 동시에 매우 강한 경보음을 울리게 된다. 재채기·콧물·코 막힘·목 아픔·목쉼·기침·발열·오한·두통·근육통·전신 피로 등이 그것이다. 말하자면 이러한 증상들은 현재 우리 몸에 문제가 발생하였으니 더욱 각별한 주의를 요한다는 일종의 '경고'와도 같은 것이다. 이때 사람들은 감기로 인한 고통을 경험했기에 빨리 낫고자 하는 바람을 갖지만, 알다시피 감기는 대표적인 바이러스 질환으로 치료약이 따로 없다. 그런 탓에 우리들이 흔히 먹었거나 먹고 있는 감기약이란 감기를 낫게 하는 직접적인 약이 아니라 단지 증상을 완화시키며 합병증을 예방하는 차원에서 먹는 약에 불과할 뿐이다. 따라서 감기에 대해 알아야 하는데, 그에 앞서 바이러스를 이해하는 과정이 필요하다고 본다.

바이러스는 유전 정보를 간직한 핵산(DNA, RNA)과 이를 둘러싼 단백질 외피로 구성되어 있으며, 주로 세포 속에서만 증식한다. 그리고 영양 섭취나 배설 기능이 따로 없기 때문에 사람과 동물로 대표되는 숙주의 세포 분열을 기다리다 자신의 유전자를 끼워 넣는 식으로 자손을 번식시킨다. 이는 마치 손 안 대고 코푸는 격이라고 할 수도 있다. 그래서 바이러스는 평상시에는 단순히 분자와 같은 무생물이지만, 숙주만 존재한다면 얼마든지 다른 생물체와 마찬가지로 자손을 번식시킬 수 있기 때문에 '생물과 무생물의 중간 존재' 혹은 '살아 있는 유전 물질'이라 불리기도 하는 것이다. 또한 생명체로서의 바이러스는 사람과 마찬가지로 환경에 적응하며 살아남기 위해 끊임없이 변화를 하는데, 이는 하나의 유전자만 간단히 바꾸면 주변 환경에 얼마든지 적응할 수 있는 능력을 가졌기에 가능한 것이다.

그 동안 서양 의학에서는 바이러스 질환(B·C형 간염, 에이즈 등)의 치료를 위해 바이러스를 직접 공격하는 방식을 택해 왔지만, 이에 맞서 바이러스는 자신의 모습을 변화시키는 방법으로 대응해 왔다. 이것이 변종 바이러스의 출현이다. 이런 이유로 '바이러스 질환은 우리 몸 스스로 바이러스의 침입을 감지하여 자체적으로 항체를 생성하고 더 이상의 바이러스 분열을 막는 것이 가장 이상적이다'라는 이야기가 나오고 있다. 물론 차선책으로 예방 백신을 개발하는 방법이 없는 것은 아니다. 그러나 아직까지 확실한 치료제로 알려진 약이 없는 만큼 혹 감기 치료제로서 특효약을 발명한다면 분명 세계 특허 상품이 될 것이다.

따라서 감기는 초기 때 퇴치시키는 것이 가장 좋다. 방법으로는 몸을 따뜻하게 하고 적당한 수면을 취하며, 과로하지 않고 충분한 수분 섭취와 따뜻한 음식을 먹으며 안정을 취하는 것이다. 곧 감기 치료는 우리 몸 자체적으로 면역력을 높여서 바이러스를 퇴치시키는 것이 가장 좋은 방법이다.

한의학은 바이러스로 인한 질병을 치료할 때 우리 몸의 불균형을 바로잡아 바이러스에 대항하는 힘을 길러 주는 방법을 사용한다.

'우리 아이는 감기를 달고 살아요.'
'우리 아이는 감기에 걸린 적이 한 번도 없어요.'
진료시 이와 같은 말을 자주 듣곤 한다. 그렇다면 감기에 잘 걸리는 경우와 그렇지 않은 경우, 그 원인을 어디에서 찾아볼 수 있을까?

우리 몸의 세포는 약 60조 개이고, 그에 기생하는 세균은 60조 개의 약 10배인 600조 개 정도 된다. 숫자상으로만 본다면 사람이 세균에 기생한다고 봐도 무리가 없을 것이다. 이러한 세균은 사람과 공존·공생 관계에 있기 때문에 세균과 바이러스를 없애는 데에도 어느 정도 제약이 따른다.

초등 학교 1학년 모집단의 경우를 보자. 같은 교실이라는 환경과 나이가 같음에도 불구하고, 한 어린이는 감기에 걸리는가 하면 다른 어린이는 건강한 상태를 유지한다. 만약 감기에 걸리는 주된 원인이 바이러스라면, 두 어린이 모두 감기에 걸려야 한다. 그런데도 그렇지 않은 이유는 무엇일까? 바이러스의 침입을 받는다고 하여 누구나 감기에 걸리는 것은 아니다. 다시 말해 감기의 발병 과정에는 바이러스의 감염과 함께, 환자 자신의 방어력(면역력)이 반드시 관여한다는 말이다.

그렇다면 한의학적인 관점은 지금까지 감기에 대해 알고 있는 서양의학적인 관점과는 다르다는 이야기인데, 그 차이는 무엇인가? 바이러스 침입 중심으로 감기를 바라보는 것이 서양 의학적인 관점이다. 그런 반면 우리 몸의 방어 능력에 기초해 감기를 진단하고 치료하는 것이 한의학적인 관점이다. 즉 바이러스나 세균과 싸워 이길 수 있는 힘이 있을 때 감기에도 이길 수 있다는 것이다.

『동의보감』에는 "외부 사기(邪氣 : 나쁜 기운)가 침범할 때 우리 몸은 이에 대한 대응으로 6단계의 각기 다른 증상을 보이는데, 이에 맞는 치료법을 행해야 한다"고 전하고 있다. 치료법으로는 땀을 내고 토하게 하고 설사를 시키는 방법 등이 포함되는데, 이는 바이러스 자체에만 집중을 한 것이 아니라, 우리 몸이 반응하는 증상에 초점을 둔 것이다.

이를테면 감기에 걸린 한 아이는 초기에 땀이 비오듯 할 수도 있는 반면 다른 아이는 땀은 별로 없으면서 으슬으슬 떨리는 증상이 더 있을 수도 있다. 이는 두 아이의 다른 몸 상태에 따라 나타나는 증상 또한 다를 수 있다는 것을 말한다. 땀이 많다는 것은 우리 몸의 대사가 상당히 항진되어 땀으로 풀고 있다는 것이다. 반면 땀 없이 으슬으슬한 것은 저하된 대사 기능을 근육을 떨리게 함으로써 열을 내려고 하는 우리 몸의 반응인 것이다. 이때 신진 대사가 항진되어 있다면 열을 내려 주는 약을 주고, 대사가 저하되어 있다면 높여 주는 약을 처방하게 된다. 같은 감기로 인한 열에도 똑같은 해열제가 아니라 각자의 몸 상태에 맞춰서 다른 약을 처방하고 있는 것이다. 이런 치료법의 핵심은 바로 '인체의 항상성 회복을 도와 예전과 같은 몸 상태로 되돌리는 것'이라고 할 수 있다. 다시 말해 바이러스 자체를 없애는 것이 아니라 흐트러진 몸의 불균형을 바로잡아 바이러스에 대응하는 힘을 기르는 방법으로 치료를 하는 것이다.

따라서 한의학에서는 감기에 걸리기 전부터 예방을 위한 양생법(운동, 음식, 수면)과 예방약에 더 초점을 두지만, 감기에 걸렸을 때는 우리 몸에 나타나는 증상을 자세히 살펴 그에 맞는 약물을 사용하여 치료하는 것이다.

사실 감기는 언제든 걸릴 수 있는 것이기에 치료 못지않게 예방과 안전성을 우선시해야 한다. 그러므로 감기는 치료, 예방, 안전성을 모두 만족시킬 수 있는 방법을 사용하는 것이 최선인데, 한의학적인 방법이 그것이다. 즉 자연에 순응하며 살면서 질병에 대한 예방과 안전성이 따른다면 항생제를 사용했을 경우의 피해를 입지 않으면서 감기도 예방하고 몸의 건강도 지킬 수 있는 이로움이 있다. 뿐만 아니라 아이들의 학습 능력, 성장에도 도움이 되므로 질병 치료나 예방 이상의 효과를 얻을 수 있다.

따라서 바쁘고 복잡한 시대에 살수록 아이의 건강을 지키는 방법은 부모의 높은 안목뿐이지 않을까.

제 2 장
지피지기면 백전백승!
감기와 싸우지 않고 이기는 법!

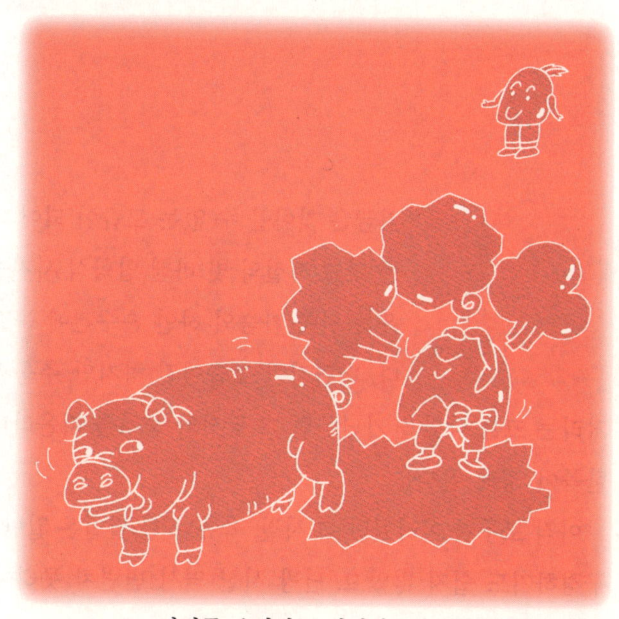

감기를 유발하는 바이러스와 직접 싸우지 않고
내 몸의 면역력을 길러
스스로 풀어내는
옛 어른들의 지혜를 이용하는 것이
오늘을 사는 우리들의 자세가 아닐까.

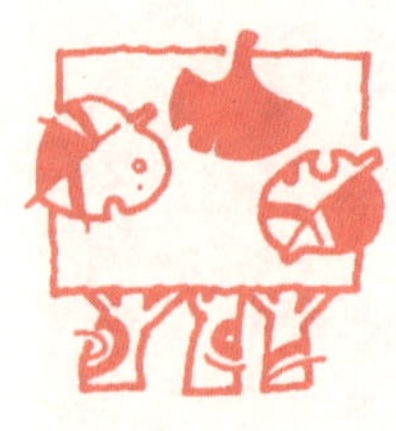

지금은 찾아볼 수 없는 모습이 되어 버렸지만, 초
등 학교 시절의 빛 바랜 입학식 사진을 보다보면,
유독 왼쪽 가슴의 하얀 손수건에 눈길이 가곤 한
다. 단편적인 모습이긴 하지만 추운 날씨에 훌쩍
거리는 코를 닦았을 가난했던 그 당시의 풍경을 떠올리니 새삼 가슴
한쪽이 찡해 온다.

아직 모두가 어려웠던 그 시절, 육류나 흰 쌀밥은 일반 가정에서는
구경하기도 쉽지 않았고, 난방 시설 역시 변변치 못하여 감기 등의
감염성 질환은 철이 되면 반드시 찾아오곤 하는 불청객과도 같은 존
재였다. 빠른 회복을 위해 따뜻한 곳에서 충분한 휴식과 영양 섭취를
제대로 해야만 빨리 나을 수 있었지만, 사정은 그렇지 못했다. 다만
다행이었던 것은 나이를 먹을수록 여러 병원균에 대한 항체가 많이

형성되므로 학년이 올라감에 따라 점차 이러한 질환에서 벗어날 수 있었던 것이다.

지금으로부터 대략 100년 전, 우리 나라 사람의 평균 수명은 30∼40세였다. 그러던 것이 최근(2004년)에는 남자 73.4세, 여자 80.4세까지 늘어나게 되었는데, 이러한 평균 수명의 변화를 가져온 주된 원인으로는 전염병의 감소를 꼽을 수 있다. 이에는 점차 확충된 공중 보건 시설과 예방 접종의 확대, 초기 항생제의 사용 등도 한몫 했을 것이다.

그러나 여기서 무엇보다 주목할 것은 '영양 섭취의 증가'이다. 면역 체계의 강화에 있어 충분한 영양 섭취의 중요성은 이루 말로 다 할 수 없는 부분이다. 실제로 만성비염이나 축농증을 갖고 있는 아이도 충분한 영양 섭취만 이루어진다면 증상의 개선이 수월해지곤 한다. 이는 외부 감염에 대항할 수 있는 몸의 항체 생산을 촉진시킴은 곧 면역력의 강화로 이어지기 때문이다.

그렇다면 평균 수명은 늘어났음에도 아직 감기에 잘 걸리는 이유는 무엇일까. 이는 주거 환경의 변화에서 찾을 수 있다. 또한 자연에서 뛰어 놀지 못하고 실내에서의 활동이 늘어난 것도 한 요인이다.

그러나 이보다 중요한 원인으로 꼽을 수 있는 것은 항생제 남용으로 인한 몸의 면역력 저하이다. 이는 스스로 해결할 수 있는 것을 약물에 의존하려고 하는 잘못된 인식의 결과인 것이다.

엄밀히 말하면 감기는 항생제와는 무관한 병이라 할 수 있다. 실제로 2차 감염이 확인되지 않으면 사용하지 말아야 함에도 단순히 2차 감염을 예방한다는 구실로 항생제를 계속 사용하는 것은 궁색한 변명에 지나지 않는다.

아직까지 감기에 걸리면 감기의 원인인 바이러스를 직접 죽이는 약은 개발되지 않았으나, 그저 몸을 위한다는 구실로 항생제를 남용하여 일반 잡균까지 없애버리면 그러한 가운데 내성균이 자라고, 우리 몸은 오히려 알레르기 질환을 증가시키는 결과를 초래하고 만다. 그야말로 우리 속담의 '빈대 잡으려다 초가 삼간 다 태운다'는 격이 되는 것이다. 또한 바이러스는 환경 변화에 민감한 만큼 쉽게 유전자를 조작하여 환경에 적응한다. 이에 따른 변종 바이러스는 더욱 강한 항바이러스제를 개발해야 하는 문제점을 남겨 결국 더욱 기나긴 바이러스와 숨바꼭질이 되는 것이다.

감염성 질환에 항생제는 꼭 필요하다고 한다. 그러나 감기와 같은 바이러스성 질환에는 항생제 사용을 자제해야만 항생제 내성률 세계 1위라는 부끄러운 현실에서 벗어날 수 있지 않을까. 그런 노력의 일환으로 대부분의 의원에서도 항생제 사용을 줄이려 하고 있다지만 현실적으로는 10명 중 8,9명에게 항생제 처방을 하는 곳도 있는 상황이다.

이러한 점을 해결하는 방법으로 한의학에서 제시하는 양생법은 새로운 물꼬를 틀 수 있는 길이 될 수 있다. 세상에 존재하는 수없이 많은 바이러스에 초점을 맞춘 것이 아닌 이를 방어하는 사람의 몸을 중심으로 항상성을 유지하기 위한 것이기 때문이다. 말하자면 음식, 수면, 운동, 마음의 안정 등을 통해 몸 속의 모든 대사 활동이 원활해지면 방어 체계 또한 강력해져 바이러스에 대항할 수 있는 힘이 커지는 것이다. 이는 감기를 유발시키는 바이러스와 직접 싸우는 것이 아닌, 내 몸의 면역력을 길러 스스로 병을 치유해 나가고자 했던 우리 조상들의 지혜인 것이다. 따라서 좋은 것을 본받아 이를 실천하는 것이 오늘을 사는 우리들의 올바른 자세가 아닐까.

우리 **아이**는 감기를 달고 살아요

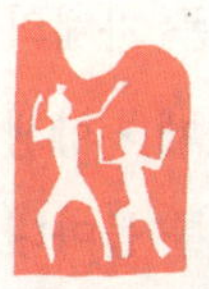흔히 아이들은 아프면서 크는 거란 말을 하곤 한다. 이 말은 아이들은 앓아가면서 이에 대응하는 능력인 면역력을 키워 간다는 것을 의미한다. 이는 아이들 감기 치료는 아이 스스로가 감기에 대처하는 능력, 즉 면역력을 얼마만큼 키울 수 있을 것인가가 치료의 관건이라는 것이다.

여기 '달콤한 유혹'과 연관된 실험의 한 예가 있다.

어느 만 4세 된 아이에게 마시멜로라는 맛있는 과자를 나눠 주고 15분 동안 먹지 않고 참으면 2개를 주겠다고 약속한 후, 아이를 각자 다른 방에 두고 나왔다. 그리고 15분 후에 마시멜로를 한 개 먹은 아이와 두 개 먹은 아이를 확인했다.

그 후 10년 뒤 실험에 참가하여 마시멜로를 먹은 아이와 먹지 않고 유혹을 이겨낸 아이의 차이를 비교해 보니 먹지 않고 참은 아이가 못 참고 먹은 아이보다 학업 성적이 뛰어나고 친구들과의 관계도 원만하고 스트레스를 효과적으로 관리했다는 것이다.

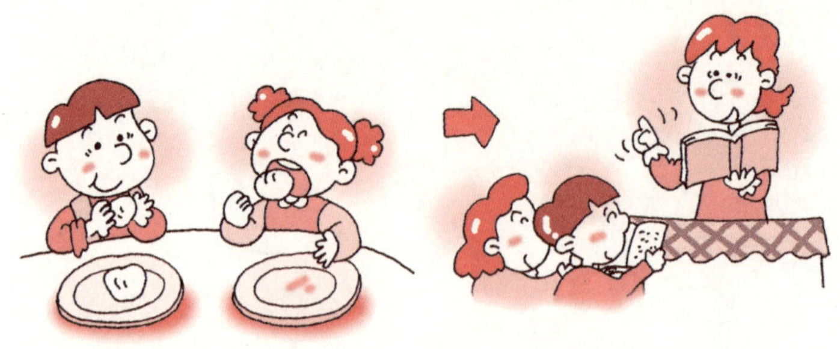

이는 된장 찌개를 끓일 때 뚝배기에 오랜 시간 끓여야 더욱 깊은 맛이 우러나는 것이나, 김치를 오랜 시간 숙성시켰을 때 유산균이 많아져 김치맛이 좋아지는 것과 같은 이치이다.

아이들은 아프면서 자란다. 헌데 아이가 아플 때마다 몸 자체의 힘으로 해결해 보려 하지 않고 손쉽게 해열제·항히스타민제·항생제 등을 먼저 찾는다면 우리 몸은 끝내 세균이나 바이러스를 몰아내는 방법을 터득하지 못할 것이다.

대개 우리 몸의 면역력은 생후 6개월쯤에 제일 약해진다. 이는 뱃속에 있을 때 어머니로부터 받은 면역력이 거의 없어지는 시기와 맞물리기 때문이다. 그래서 이때부터 감기에 잘 걸리며 감기에 걸리면 더디 낫게 된다. 따라서 면역력이 제일 취약할 때인 첫돌 전후 아이의 감기 치료는 스스로 감기에 대처하는 능력을 얼마만큼 키워 줄 것인가가 관건이다. 즉 급성 감염으로 인한 발열은 우리 몸에서 독소를 없애려는 하나의 방어 작용으로 볼 수 있는데, 이를 해열제로 급히 없애버리면 오히려 몸에서 행하는 방어력은 떨어지게 된다. 콧물이나 설사 또한 몸이 보이는 해결 방안이라는 말을 들으면 놀랄 수도 있을 것이다. 물론 증상의 가볍고 무거움에 따라 차이가 있을 수 있겠지만, 체온이 39도 이상이 되면 뇌세포에 부담을 줄 수 있으므로 적당량의 해열제는 필요할 수도 있다. 그런데 보다 중요한 것은 우리 몸에서 보이는 증상의 원인을 정확히 판단해서 방법을 강구하는 데 있다.

이는 수없이 많은 한약 처방의 의미와 같은데, 땀을 내거나 설사시키고 토하게 하며, 따뜻하거나 서늘하게 하는 것이 그것이다. 이를테면 감기로 인한 증상만 치료한다기보다는 증상 개선을 도와 내 몸 스스로 해결하는 쪽에 주안점을 두는 것이 바로 내 몸의 면역력을 증강시키는 방법이 되기 때문이다. '물고기를 잡아 주지 말고 물고기 잡는 방법을 가르쳐라'라는 의미와 같다. 말하자면 전체적인 몸의 정상 반응을 도와 주면서 자연스레 바이러스나 세균을 억제하는 효과를 가짐과 동시에, 차후에 침입하는 이들에 대한 방어 능력도 높이는 것이다. 이것이 한약만이 갖는 독특한 점이다.

따라서 현재의 증상 치료에만 너무 급급하여 증상만 없애려 하지 말고 유혹을 참고 인내한다면, 두 개의 마시멜로를 먹었던 아이들이 10년 후에도 능력에서 뛰어났듯이, 치료와 동시에 면역력의 강화라는 두 마리 토끼를 동시에 잡아야 하지 않을까.

우리 아이는 환절기마다 꼭 감기에 걸려요

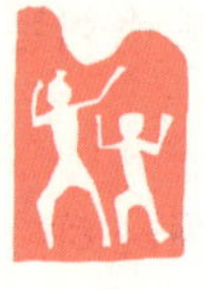

감기는 우리 나라와 같이 4계절이 뚜렷한 곳에서 많이 나타나는데, 추운 날 찬바람을 쐬어 감기에 걸리는 것보다 약간 따뜻한 환절기에 더 자주 감기에 걸리는 이유는 무엇일까? 계절이 바뀌는 환절기에는 우리 몸이 새로운 환경에 적응하기 위하여 그만큼 많은 에너지를 소모하여 힘이 약해진 상태이기 때문이다. 따라서 감기를 예방하려면 환절기가 찾아오기 전에 면역력을 강화해 둘 필요가 있다.

세균과 바이러스는 다르다. 세균은 입자가 아닌 하나의 생명체로 스스로 먹이를 섭취하며, 방어 및 생식을 한다. 반면 바이러스는 세균보다 작으며, 스스로 증식할 수 없으므로 적당한 숙주를 찾아 그 몸을 무대로 하여 활동한다. 이러한 바이러스에는 증식과 활동에 알맞은 온도가 있는데, 바로 우리 나라의 초봄이나 늦가을 온도가 그렇다.

28

이때는 감기 바이러스가 가장 활동하기 좋은 온도로 면역 기능이 약
해진 숙주를 찾아 침입하거나 침입 후 숨어 있다가 과로로 인해 면역
기능이 떨어지는 틈을 타 활동하기 시작한다. 즉 이러한 환절기는
바이러스가 활동하기 좋은 온도인데다가, 만일 우리 몸의 면역 기능
이 약해져 있다면 바이러스에는 '최적의 번식기'가 된다. 이것이 바로
감기가 환절기에 자주 걸리는 이유이다.

　감기는 예방이 최선이다. 이를 위한 가장 중요한 방법은 크게 두
가지를 꼽을 수 있다. 하나는 면역력을 강화시키는 것이다. 그런 면에
서 본다면 흔히 접종하고 있는 독감 예방 주사는 어떤가. 면역력을
키워 주는 것이 아니라 순간만 모면하게 해 주고 있는 것이다. 그리고
다른 하나는 균형 잡힌 생활이다. 즉 제때의 알맞은 음식과 운동으로
섭취한 에너지와 그 저장은 외부에서 침입한 사기에 대한 방어력도
키워 준다. 감기 등의 감염으로 인해 나타나는 증상에 조금 여유를
갖고 지켜보거나, 약물 사용시 해열제나 항생제 등 일반적인 치료에
만 집중하는 것이 아니라 알맞은 한약 처방으로 몸을 상하게 하지
않는 방법이 된다.

감기에 걸리면 왜 구토, 설사, 복통이 생기나요

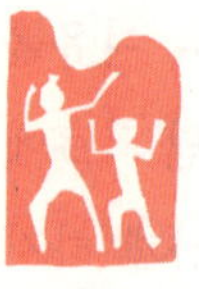 바이러스는 호흡기로만 침입하는 것이 아니라 몸의 외부
와 통하는 곳으로 침입할 수 있다. 다만 그 중 호흡기와
소화기를 통한 침입이 대부분이다. 이곳은 항상 우리 몸을
방어하는 림프 조직이 있는 곳이기도 하다.

우리 몸 중 호흡기 쪽에 이상이 생기면 호흡기 증상이, 소화기 쪽
이상은 소화기 증상을 유발하게 된다. 따라서 감기에 걸렸을 때 콧
물·코 막힘이 온 뒤에 구토·복통·설사 등의 소화기 증상이 유발
될 수도 있고, 또한 반대로 소화기 증상이 먼저 시작되고 그 뒤에
콧물·기침·코 막힘 등의 호흡기 증상이 뒤따르는 경우도 있다. 이
런 증상들의 공통점은 우리 몸이 외부의 이물질과 만나 방어 작용을
할 때 유발된다는 것이다. 이들은 침투 범위가 작으면 한두 개 증상으
로 나타나지만, 넓으면 동시 다발로 증상이 나타난다. 그러므로 감기

에 걸렸다고 모두 복통·설사·구토 등의 증상이 나타나는 것은 아니다. 증상은 주로 평소에 면역력이 취약했던 곳에서 나타난다.

한편 위나 장의 면역력은 유산균과의 공생에서 생겨 난다. 유산균은 장에만 100억 마리 이상 생존하는데, 이들은 장내 면역계를 자극할 뿐만 아니라 해로운 균의 성장 및 번식도 억제한다. 이러한 유산균은 우리 몸에 사는 미생물이라 할 수 있는데, 이들이 약해지는 원인은 이렇다. 제왕 절개 수술 시 산모에게 투여하는 다량의 항생제와 출산 후 각종 질병 유발에 대비해 과량 투여한 항생제가 유산균의 성장을 억제하는 경우가 그것이다.

그 밖에 스트레스도 한 요인이 되는데, 스트레스를 받으면 담즙의 배출이 줄어들어 장 속에서 유산균이 살기에 알맞지 않은 환경으로 변하기 때문이다. 그러므로 평소에 유산균이 다량 함유된 음식을 먹으면 장내 면역계가 활성화되고, 이로 말미암아 각종 바이러스나 세균성 질환에서 우리 몸이 이길 수 있는 힘이 나오는 것이다. 그런 의미에서 볼 때 콧물이 나온다고 콧속을 건조하게 하는 약물 투여나 기침을 한다고 진해제, 가래가 나온다고 거담제, 열이 난다고 해열제 등을 무분별하게 투여하는 것은 근본적인 해결보다는 순간적인 대응에 불과하다고 볼 수 있다. 이런 약물로 인해 몸 안의 균형이 그 전보다 더 깨지게 되는 것이다. 몸이 열을 내고, 가래를 내보내고, 기침을 하는 등의 생리 작용을 인위적으로 멈추게 함으로써 한두 주면 나을 수 있는 것도 만성화시켜 더 큰 병을 키우게 되는 꼴이 되고 만다. 따라서 감기에 걸릴 수 있는 조건을 미리 없애 주는 것이 진정으로 감기를 치료하는 길이자 예방이 되는 법이 될 수 있는 것이다.

높은 실내 온도도 감기에 문제가 되나요

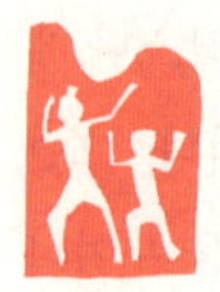

요즘은 겨울철에도 실내 온도가 높아서 실내에서도 짧은 옷을 입고 생활하는 경우가 많다. 이때 대부분의 경우 높은 온도로 인해 땀을 흘리게 되고, 특히 아이들인 경우는 더 많은 땀을 흘리게 되는데, 이것 역시 감기에 잘 걸리는 한 요인으로 꼽을 수 있다. 특히 아이는 체온이 어른보다 높고 성장기의 특성상 체내 열 생산이 높기에 땀도 많이 난다. 땀을 많이 흘리는 경우 아이의 체온은 내려가고 코 안의 섬모 활동 저하로 몸 밖의 나쁜 기운이 쉽게 침투하여 감기에 잘 걸리게 된다. 그럼에도 대부분은 실내 온도가 아이에 맞춰진 것이 아니라 엄마 아빠나 할아버지 할머니의 상태에 맞추어져 있는 것이 사실이다.

온도가 너무 높거나 낮은 주거 환경은 콧속 섬모 활동에 영향을 주어 호흡기 계통의 면역력을 약하게 한다. 그러므로 약간 추운 듯한 실내 적정 온도를 지키면서 아이에게 내복을 입힌다. 그래도 다소 더운 듯 느껴질 땐 잠잘 때 얇은 이불을 배에만 덮어 주거나 수건을 몸에 감아 주어 체온의 급격한 변화 없이 일정하게 유지하게 하는 것이 감기를 예방하는 최선의 길이다.

또한 실내 공기의 건조해짐을 방지하기 위해 가습기나 젖은 빨래를 방에 널어놓는 것도 좋은 방법이 된다. 특히 알레르기 질환이 있는 아이의 집은 실내 온도를 25도 이상으로 높여서는 안 된다. 조금 추운 듯한 온도가 유지될 때 알레르기 질환의 주요 원인이 되는 집먼지 진드기의 번식을 막을 수 있기 때문이다.

자, 이제부터 실내 적정 온도를 지키자. 겨울철에 내의를 입고, 저녁에 땀을 많이 흘리는 아이는 한의원에서 치료를 받아 보며, 가습기나 빨래를 이용하여 실내 공기의 건조를 막고, 충분한 수분 섭취로 체내 습도를 맞추어 주자.

Tip
외국의 난방 규정은 이래요

*실내 온도가 미국의 경우는 18.3도, 프랑스와 영국은 19도, 일본은 20도 이하일 때만 난방을 한다.

우리 나라의 경우 실내 적정 온도를 여름철 26~28도, 겨울철 18~20도로 권장하고 있다. 이는 에너지 절약의 측면과 건강을 유지하는 입장에서도 바람직하므로 이를 기준으로 생활하는 것이 좋을 듯하다.

햇빛이 감기에 도움이 된다구요

햇빛은 세균을 죽이고 뼈를 튼튼하게 만들고 우울증도 예방해 준다. 특히 알레르기 질환의 주범이라 할 수 있는 집먼지 진드기를 퇴치하는 데 탁월한 기능이 있다.

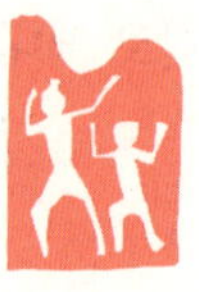태양 에너지는 지구상에 살고 있는 대부분 생물의 삶을 좌지 우지한다 할 수 있을 정도로 중요한 에너지이다. 이를 테면 이 에너지를 식물의 엽록체가 이용할 경우 식물은 이것을 풍부한 영양 물질로 전환시킴으로써 자신의 성장과 생명을 유지하게 된다. 이렇듯 생명체는 태양이 쏘아 주는 에너지를 먹고 자란다고 해도 과언이 아니다. 이러한 태양 에너지는 주로 여러 형태의 전자기파로 지구에 도달하게 되는데, 이 중에서 흔히 햇빛이라 부르는 것은 주로 가시 광선을 가리키며 자외선도 포함된다.

적당한 자외선은 세균을 죽이고 일광욕을 할 경우 피부를 구릿빛의 탄력 있는 피부로 만들어 준다. 또한 우리 피부 밑에 있는 활성 물질을 비타민 D로 만들어 뼈를 튼튼하게 만들며, 멜라닌 세포를 자극하여 몸의 면역 기능을 증진시켜 겨울철 감기 예방은 물론 우울증도 예방

해 준다. 뿐만 아니라 생명을 키우는 햇빛은 이불이나 카펫에 있는 미생물도 없애 준다.

따라서 햇빛을 적당량 쬐는 것은 알레르기 질환의 주범이라 할 수 있는 집먼지 진드기의 퇴치와 우리 몸의 건강을 유지하는 데 필수 사항인 것이다. 그러나 지나치게 노출이 될 경우 피부에 암을 유발하거나 식물의 엽록체를 파괴할 수 있으므로, 지나친 자외선은 피하는 것이 좋다.

한편 알레르기 질환은 60~70퍼센트 정도가 집먼지 진드기와 연관되어 있다. 집먼지 진드기는 25도 안팎의 온도와 80퍼센트 정도의 습도에서 가장 잘 번식하는데, 이들은 주로 사람 피부의 때나 비듬을 영양분으로 하여 살며, 주로 침대 매트리스·카펫·천 소파·옷·이불·자동차 시트 등에 기생한다.

하지만 이들은 습도가 60퍼센트 이하로 떨어지면 생존력이 떨어지므로 적당한 습도 유지는 이들을 없애는 데 매우 중요하다. 그리고 일광 소독은 햇빛에 포함된 자외선으로 이들을 없애는 데 도움을 준다. 적당한 환기를 통한 습도 유지 또한 이들의 번식을 억제하므로 알레르기 질환자가 있는 경우 꼭 일광 소독과 환기를 철칙으로 삼아야 한다. 그리고 가습기를 틀더라도 너무 눅눅해지면 곤란하며, 지나치게 많은 화분도 금물이며, 애완 동물 등도 키우지 않는 것이 좋다.

따라서 알레르기 질환자가 있는 경우 환기를 자주 하여 실내 공기를 깨끗하게 하고 햇빛에 이불을 자주 소독하고 털어 주며 가습기는 실내 습도 35~50퍼센트 수준에서 가동시킨다.

가습기는 어떻게 사용하는 게 올바른 사용법인가요

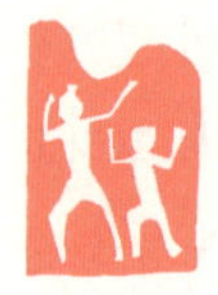 대부분의 감기 및 호흡기 질환의 원인은 추위로 인한 섬모 활동의 저하에서 비롯된다. 그래서일까. 호흡기 질환자나 아이가 있는 집에서는 가습기를 거의 필수적으로 사용하고 있는 듯하다. 물론 가습기를 사용함으로써 얻는 이로움이 많은 것이 사실이다. 그러나 주의해야 할 것은 그 이면에 해로움 또한 존재한다는 것이다. 그 대표적인 예가 가습기를 잘 청소하지 않아 발생하는 세균이다. 따라서 호흡기 환자가 있는 가정일수록 가습기를 매일 소독하는 것은 더욱 중요한 일이라 할 수 있다.

습도는 집먼지 진드기의 번식을 더욱 활발하게 하도록 도와 준다. 집먼지 진드기로 인한 알레르기 질환에 습도로 인한 집먼지 진드기의 번식은 그야말로 병을 더욱 키우는 요인 가운데 하나이다. 또한 천식 환자에게도 찬 가습기를 오래도록 틀어 주어 기침이 심해지는 현상

또한 비슷한 예 중 하나이다. 따라서 가습기 사용은 이런 점만 주의한다면 좋은 점이 많기에 권할 만하다.

*평상시 사용할 때 : 공기가 건조하여 실내를 쾌적하게 할 목적으로 사용하는 경우 습도는 35~50 퍼센트 정도로 맞춘다. 습도가 높으면 알레르기의 원인이 되는 집먼지 진드기가 잘 자랄 수 있는 환경이 되기 때문이다. 특히 알레르기 환자가 있는 경우 사용을 금하기도 한다. 집먼지 진드기는 건조한 환경과 끓는 물에서는 죽거나 번식을 거의 못한다. 한편 가습기 청소를 철저히 하여 세균 번식을 억제해야 하는데, 이때 가습기의 물에 식초를 한두 방울 떨어뜨려 사용하면 세균의 번식을 줄이는 데 도움이 된다.

*호흡기 질환이 있을 때 : 감기에 걸리면 대부분 끈적끈적한 가래가 잘 생긴다. 이는 몸에 수분이 부족함을 의미하므로 이때는 습도를 약간 높여 주는 편이 좋고 물의 온도는 너무 차지 않게 한다. 또한 유칼립투스(향기 요법에 사용하는 오일의 일종)에 민트를 섞은 아로마 오일을 가습기의 물에 한두 방울 떨어뜨려 주는 것도 감기 예방 및 치료에 도움을 준다.

새집으로 이사 후 감기에 자주 걸려요

건강에 대한 관심이 대두되면서 점차 새집 증후군에 대한 우려의 목소리가 높아지고 있다. 새집 또는 보다 나은 집으로 이사한 기쁨이 채 가시기도 전에 건강을 위협하는 요소들 때문에 걱정하게 되는 것이다. '새집 증후군'이라는 이름에 걸맞지 않게 이 새집 증후군이란 새집을 비롯한 기존의 모든 집이 사람을 아프게 하는 현상을 말한다. 이는 집안의 가구, 벽지, 문틀, 마루판, 각종 인테리어 제품의 생산 시공시 사용된 원자재를 친환경적이지 않은 제품을 사용하기 때문에 발생하는 문제이다. 좀더 구체적으로 말하면 접착제, 목재, 도료에서 나오는 각종 휘발성 화학 물질로 인해 두통·현기증·눈의 피로와 따가움·호흡 곤란·천식·피부염 등의 증상이 나타나는 것이다. 이들은 예전엔 듣도 보도 못한 '환경 호르몬'이라는 이름으로 우리의 삶을 현재 위협하고 있다. 이에 따라 우리 몸 역시 새로운 물질에 적응하기 위해 면역 체계를 작동시키는데, 이 과정에서 이전보다 과민해진 면역력으로 인해 각종 질환이 유발되기도 한다. 이런 주변 물질이 몸 속으로 들어오는 경우 기존 호르몬처럼 작용하기도 하는데, 이는 우리 몸의 내분비계를 어지럽히는 물질로 작용하여 주로 성장 발육의 억제나 각종 암 유발, 특히 생식기 계통의 문제를 유발한다.

이때 우리 몸의 호흡기로 들어온 각종 화학 성분은 다른 성분들과 마찬가지로 우리 몸의 정화 작용을 거치게 되는데, 이때 우리 몸은 그 만큼의 에너지를 더 소모하게 되므로 면역력은 더욱 민감해지게 되고, 이로 인해 감기 및 유사한 증상이 나타나게 된다. 이를 예방하는 방법으로는 여러 가지가 있는데, 공기 청정기를 사용하거나, 자주 창문을 열어 실내 공기를 환기시키는 방법도 그 중 하나이다. 이때 3시간 간격으로 거실·방·부엌 등 실내 모든 곳의 문을 열어 공기 순환을 시켜 준다. 또한 잎 큰 식물도 새집 증후군 방지에 도움이 된다. 산세비에리아·벤저민 등이 그것이다. 집안을 이들 식물로 채우면 눈도 즐겁고, 실내 공기를 정화하는 역할도 한다. 실내에 숯을 놓거나 지은 지 3년 이상 되는 집으로 이사 가는 것도 하나의 방법이 될 수 있다.

하지만 무엇보다 중요한 것은 내 집과 내 아이의 건강은 내가 지킨다는 생각으로 조금만 더 신경을 써 보는 것이다. 그 모범적인 예로 우리의 친환경적인 한옥을 보자. 한옥은 방수 및 습도 조절, 환기를 중요시한 과학적인 주거 환경이었다. 때론 이러한 옛 어른들의 지혜를 살려 통기와 쾌적한 습도를 맞추기 위한 여러 방법을 강구하는 것도 아이의 건강을 염려하는 현대의 부모들이 생각해 보아야 할 점이 아닐까.

우리 아이는 알레르기 질환이 심해요

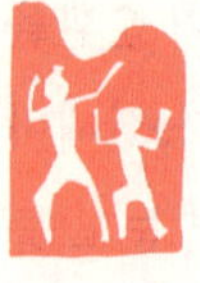

여기 방자 유기(方字鍮器 : 놋그릇의 최상품)에 음식을 담아 먹을 경우 식중독에 잘 걸리지 않는다는 실험의 한 예가 있다. 방자 유기에 식중독균(O-157)을 넣고 배양한 그룹 A와 그렇지 않고 일반 주물로 만든 유기에 식중독균을 넣고 배양한 그룹 B를 서로 비교하였을 때, 그룹 A는 이 식중독균이 사라졌으나, 그룹 B는 여전히 그 균이 남아 있었다. 이는 방자 유기가 식중독균을 억제, 살균한다는 것을 증명한 것이다.

방자 유기란 구리와 주석을 정확한 비율로 거푸집에 부은 다음 불에 달구어 가며 계속 망치로 치고 두드려 만든 그릇을 의미한다. 이런 장인의 혼이 깃들어 만들어진 좋은 그릇은 살균은 물론 농약에 대해서도 검은 색으로 변하는 등의 반응을 보인다. 반대로 이와 같은 단련 과정이 없는 단순한 주물식 유기는 그 기능면에서 상당히 뒤떨어질 수밖에 없다. 방자 유기의 단련과 같이 아이는 앓으면서 단련되고 성장한다. 감기에 걸리고 낫고 하면서 면역 기능을 기르는 것이다.

대부분 환절기, 즉 겨울에서 봄철이나 여름에서 가을로 들어서는 길목은 항시 알레르기 질환으로 고생하는 아이들이 많다. 이는 하루 주기의 변화에 몸이 적응하지 못해 쉽게 피로해지고 면역력이 저하되어 감염에 쉽게 노출되기 때문이다. 또한 주변 환경의 변화, 즉 봄의 꽃가루나 황사, 가을의 건조함과 먼지 등도 몸이 방어 작용을 하게끔 만드는 원인 물질로 작용하기 때문에 그렇다. 이런 까닭에 알레르기 비염·천식·아토피성 피부염 등은 환절기에 흔히 나타나는 질환인 것이다.

알레르기 반응이란 생리적 기전으로 몸 속의 면역 기능이 민감해진 상태를 일컫는다. 과민의 부위가 피부인지, 코 부위인지, 기관지 부위인지에 따라 이름이 달라진다. 이때 그 증상을 억제하는 약물을 지나치게 사용하다 보니 피부나 코, 기관지의 상태는 더 악화되고 2차 감염이 더해져 증상이 더 나빠지는 것이다. 이렇게 우리 몸이 과민해지는 데에는 항시 주변에서 자극을 주는 요소가 있다.

항생제 남용으로 인한 잡균의 죽음, 마음껏 뛰어 놀 수 있는 공간 부족, 면역 체험을 할 수 있는 흙과 멀어짐, 아파트 공간의 건조하고 탁함 등이 바로 그것이다. 이로 인해 예민해진 몸 속 면역 과민과 부모에게 물려받은 유전적인 요인 등이 오늘날 알레르기가 증가하게 된 원인으로 작용한 것이다.

이럴 경우 가장 중요한 알레르기 대처법은 그 '요소'를 피하는 것이다. 그리고 우리 몸의 안정을 위하여 평소 규칙적인 생활과 적절한 한약 처방으로 도움을 받는 것이다.

*아침형 인간으로 생활한다. 일찍 자고 일찍 일어나는 습관은 충분한 수면 시간을 주어 아이의 성장 발육에도 도움이 되고 피로를 회복시킨다.

*고른 영양 섭취와 수분 섭취는 면역력에 도움을 주어 알레르기 증상 개선에 도움을 준다. 그러나 알레르기를 유발하는 음식은 피하도록 한다.

*적절한 실내 온도와 습도를 유지시킨다. 특히 집먼지 진드기가 서식하기 좋은 25도 이상의 온도와 80퍼센트 이상의 습도는 무조건 피한다.

*침구나 카펫을 자주 털고 일광 소독하며 60도 이상의 뜨거운 물에서 침구나 옷을 세탁한 후 햇빛에 말린다.

*꽃가루와 접촉을 피하고 부득이하게 외출할 경우 마스크와 모자·선글라스 등을 쓴다. 집에 돌아와서는 꼭 옷의 먼지를 털고 손발을 깨끗이 씻고 양치질을 한다.

*환기는 자주하고 주위 공기가 혼탁한 곳에서는 공기 청정기를 설치하고, 진공 청소기로 먼지를 없애는 것도 좋다.

*식품 첨가물이 많이 든 과자류는 피하고, 실내 흡연은 절대 금한다.

*유산균이 함유되어 있는 음식 섭취는 알레르기 질환 치료에 더할 나위 없이 좋다. 유산균에 의한 장내 면역 강화는 스스로의 면역 균형을 유지하는 데 중요한 작용을 하기 때문이다.

감기와 중이염은 무슨 상관이 있나요

아이들은 감기 합병증으로 인해 흔히 중이염에 걸리곤 한
다. 이러한 중이염은 감기로 인한 비염 때문에 자주 발생한
다. 말하자면 코 막힘이 생기고 콧속에 고여 있던 콧물이
목 뒤로 넘어갈 때, 이 콧물에 의해 코 뒤에서 목으로 이어지는 길목에
림프 조직과 귀로 연결되는 이관이 감염되고, 이것이 고막으로 연결
된 중이로의 염증을 유발시켜 일어나는 현상인 것이다. 이곳 통로의
모양은 천차 만별이어서 어른과 아이가 다르고, 같은 아이들의 경우
에도 형성되는 모습에 따라 중이염에 잘 걸리는 아이와 그렇지 않은
아이로 구분된다

중이염을 유발하는 원인은 무엇일까? 주된 원인은 이관[유스타키
오관]의 기능 장애 때문인데, 대부분 콧속이나 중이 부위의 감염, 알
레르기 등으로부터 시작된다. 아이의 이관은 어른에 비해 짧고 굵으

며, 기울기가 약 10도(성인의 경우 약 45도)로 거의 평평하다. 따라서
아이들은 상기도감염 시에 세균의 침입이 어른에 비해 상대적으로
쉬워 비염, 축농증에서 중이염으로 잘 옮겨지는 것이다.

아이의 감기가 그다지 심하지 않은데도 계속 보채고 울면 한 번쯤
중이염을 의심해야 한다. 비염이나 축농증에 걸린 아이는 코를 심하
게 풀면 압력 차이로 인해 중이 쪽으로 영향을 주므로 코를 풀 때는
한쪽씩 약하게 풀어야 중이염을 예방할 수 있다. 또한 이관에도 섬모
가 많아 귓속의 이물질을 목 쪽으로 밀어낸다. 하지만 상기도감염으
로 이관에 염증이 생겨 점막이 부어오르면 중이에서 생긴 이물질을
목 쪽으로 배출하지 못하므로 고막에 부종이 생긴다.

여기서 잠깐! 중이염 치료의 문제점에 대하여 잘 설명하고 있는
서울대 민양기 교수의 말을 들어보자.

최근에는 유아, 어린이에서 축농증이 많아졌으며, 축농증의 합병증으
로 중이염 환자가 많아지면서 치료가 쉽지 않은 예를 많이 볼 수 있다.
필자는 그 이유를 코감기가 심해지면 고약한 분비물이 많이 생산되어
콧속에 고이는 현상이 심해지고, 항히스타민제 같은 코 감기약의 남용으
로 코 점막이 건조해져서 점도가 높은 고름이 축적되는 축농증으로 발전
하기 때문이라고 생각한다. 원인이야 어떻든 이 축농증이 일시적이든
만성적이든 중이로 전이되어 중이염을 발생시키고 감기만 걸리면 중이
염이 재발되는 악순환을 어떻게 할 것인가. 환자 부모의 현명한 판단이
필요하다.

-『코 박사가 알려주는 콧병 바로잡기』 중에서 -

그의 말을 빌리면 '중이염 발생의 주요 원인은 콧병에서 시작되고,

콧병이 만성화 되는 이유는 적절하지 않은 양약 치료에 의한다'는 것이다.

현재 중이염에 처방되는 항생제의 비율은 높은 편이고, 그에 따른 내성률은 일부 세균의 경우 90퍼센트 이상으로 알려져 있다. 지나친 항생제 사용으로 인한 우리 몸 안의 면역력 약화는 가벼운 감기에만 걸려도 쉽게 중이염이 유발되는 원인이 된다. 그러므로 중이염은 걸리기 전의 예방이 무엇보다 중요하다. 예방법으로는 가급적 수영장, 공중 목욕탕은 피해야 한다. 물론 항생제 사용을 줄이는 대신 몸에 알맞게 진단, 처방된 한약을 복용하는 것이다. 그리고 코를 풀 때는 한쪽씩 번갈아 가며 가볍게 풀어야 한다. 여기에 일찍 일어나고 일찍 자면 좋다. 그리고 알맞은 식습관, 가벼운 운동, 충분한 수면 등의 규칙적인 생활을 하면 금상 첨화라 할 수 있다.

> **Tip**
> 섬모의 중요한 역할은 이래요

*섬모는 쉽게 빗자루라고 생각하면 되는데, 이들은 코·부비동·귀·기관지 등에 주로 있으면서 목구멍 쪽으로 끊임없이 콧물·가래 등의 이물질을 실어 나른다. 말하자면 섬모는 바람에 물결치듯이 1초에 10~15번씩 움직여 이물질을 끈끈이 풀같이 잡아서 목구멍 쪽으로 흘려보내는 것이다. 이때 기관지 속의 섬모가 제 기능을 못하면 가래 배출이 되지 않아 곧바로 허파꽈리 안으로 염증이 파급되어 폐렴으로 전이될 수도 있고, 귓속의 섬모가 제대로 기능을 하지 못하면 고막이 부어 중이염이 될 수도 있고, 부비동에서 제 기능을 못하면 부비동염(축농증)의 원인이 된다. 이러한 섬모는 이물질을 없애 주는 소중한 도구로 우리 몸의 건강을 위해 항상 움직이고 있기에 이들의 활동에 방해가 되는 요인(건조, 담배, 추위, 불면)이 무엇인지 늘 살펴보는 것이 호흡기 질환을 예방하는 지름길이 된다.

우리 아이가 감기에 걸렸어요

 아이가 감기에 걸렸을 때 집에서 할 수 있는 방법은 충분한 수분 섭취와 휴식을 취하고, 손발을 씻는 것만으로도 바이러스 감염의 70퍼센트는 예방된다는 것을 생각해 볼 때 집에 돌아와서나 아침저녁으로 항시 손발을 깨끗이 씻어 세균과 바이러스 감염에 대비하는 것이 좋다. 그리고 외출할 때는 반드시 마스크를 착용하며, 양치질 또한 자주 한다. 균형 잡힌 영양 또한 충분히 공급해야 하는데, 이는 제철 과일이나 채소를 충분히 섭취하는 것이다.

또한 하루 중 새벽 3~5시가 가장 낮은 온도이므로 잠잘 때는 내복을 입힌 후 얇은 이불을 덮어 준다. 이불을 차내던지는 아이의 경우 수건을 몸에 감아 주어 체온을 보호해 줘야 한다. 또한 가습기를 틀거나 젖은 빨래로 적절한 습도를 유지해 주어 호흡 기관이 제대로 작용할 수 있도록 도와 준다.

　　침구류는 햇빛에 자주 소독하여 집먼지

진드기를 없애 준다. 목욕은 너무 자주 시

키는 것보단 꼭 필요할 때 따뜻한 물수건

으로 닦아 준다. 약물 처방은 한약이 훨씬

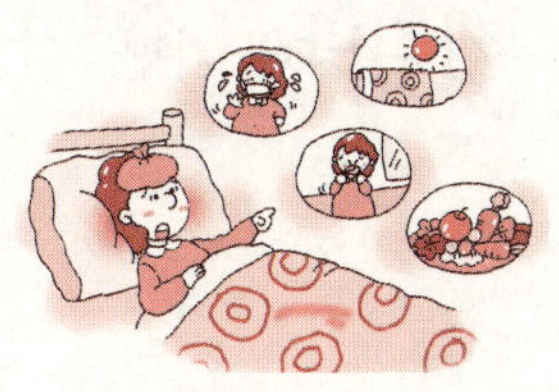

우수한데, 이는 항생제로 인한 내성균을 키우는 것보다는 치료와 동

시에 예방을 하기 때문이다.

*감기에 자주 걸리는 아이를 둔 부모는 '옆에서 누가 에취 소리만 내도 감기로 고생
한다'는 말을 한다. 엄밀히 따져보면 소리로 인해 감기에 걸린 것이 아니라 바이러
스가 매우 빠른 재채기 속도를 타고 아이에게 옮겨진 것이다. 알다시피 바이러스는
공기 중에 떠돌던 콧물·침·눈물 등이 다른 사람에게 전염되는 것이다. 특히 콧물
만진 손으로 손잡이나 물건과 접촉하면, 손에 있던 바이러스가 그것에 옮겨져 그
손잡이나 물건에 접촉한 사람한테 그대로 전달된다. 바이러스 묻은 손으로 입이나
코를 만져도 입이나 코로 옮겨진다. 따라서 바이러스를 예방하려면 외출 후 집에
돌아오면 비누로 손발을 깨끗이 씻는 것이 좋다. 그러면 60~70퍼센트의 감기를
예방할 수 있다. 그리고 마스크를 쓰는 것도 매우 좋은 예방법이 된다. 마스크를
쓰게 되면 공기 중에 날아다니는 바이러스를 많이 막을 수 있다. 뿐만 아니라 차갑고
건조한 공기가 직접 코와 닿지 않도록 하는 완충 작용을 하여 어느 정도 따뜻해진
공기가 코로 전달된다. 즉 코의 가온 작용(공기의 온도를 높임)과 가습 작용(습도를
높임)이 코 점막의 피로를 줄여 주어 감기를 예방할 수 있는 것이다. 실제로 우리
몸은 추운 날 차갑고 건조한 공기를 따뜻하고 촉촉하게 만드는 동안에도 많은 에너
지를 사용하는데, 이 과정에서도 면역 기능은 약해질 수 있다. 이를테면 마스크를
착용하면 이런 불필요한 에너지 소모를 막아 감기를 예방하는 효과가 있다.
자, 지금부터 간단한 손 씻기와 마스크 착용으로 감기를 예방하자. 그리고 충분한
수분 섭취와 과로를 피하는 것으로 감기 예방을 생활화하자.

찜질방에 가면 감기에 좋지 않을까요

찜질방이란 옛날 재래식 온돌을 요즈음 방식으로 바꾼 형태를 말한다. 선인의 지혜 중 하나인 온돌이 오늘날 각광을 받는 것은 좋은 일이다. 그러나 실제 온돌과 무늬만 온돌인 찜질방은 분명히 차이가 있다. 온돌은 아궁이 불로 구들(돌)을 데운 후 그 복사열을 이용해 따뜻하게 생활할 수 있음이 그것이다. 이때 온돌에서는 원적외선이 배출되어 몸을 푹 지지고 나면 그야말로 아침이 시원하다. 그렇다면 무늬만 찜질방인 경우 어떨까? 실내의 건조한 공기는 우리 몸, 특히 코 점막을 더욱 건조하게 한다. 이런 요인은 코 점막 내 섬모 기능의 저하를 가져와 감기 바이러스가 활동하기 좋은 환경을 만들어 준다. 또한 너무 자주 오랜 시간 찜질방에서 강제로 땀을 뺄 경우 오히려 면역 기능이 저하되어(한의학적으로는 '기허증'이라 함) 감염이 되기 쉽다. 따라서 감기에 걸려 있다면 찜질방은 사용

을 권할 만한 장소는 못된다. 불가피하게 갔다면 많은 양의 물을 마셔 우리 몸의 균형을 바로잡아 주는 것이 좋다.

*아이가 감기에 잘 걸리고 밥도 잘 안 먹고 배도 자주 아파하며 입 냄새가 많이 날 경우에도 매실을 먹이면 많은 도움이 된다. 또한 평소 긴장을 자주 하거나 담배를 많이 피우며 커피를 자주 마셔 입 안이 건조하다면 매실이나 감식초 등을 마심으로써 침의 분비량을 늘려 본다.

*피로 회복에 좋다.

*해독 작용이 뛰어나다.

*칼슘 흡수율을 높인다.

*살균·살충 작용이 강하여 장 속의 나쁜 균을 죽여 변비나 복통을 없앤다.

찬바람만 쐬면 감기에 걸려요

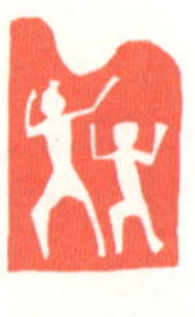 추운 겨울 잠시 외출을 했는데도 기침과 콧물, 열이 나는
감기로 고생하는 아이들이 늘고 있다. 그렇다고 집에서만
생활한다고 감기에 안 걸리는 것도 아니기 때문에 많은
부모들이 혼란스러워하고 있다.

그럼 찬바람을 쐬면 감기에 걸리는 이유가 무엇인지 살펴보자. 양
쪽을 교대로 호흡하는 코에 찬바람이 들어오면 콧속에서는 매우 짧은
순간(0.25초)에 온도와 습도를 높인다. 이러한 찬 공기의 갑작스런 유입
으로 인해 코 점막으로 많은 양의 혈액이 흘러들면 충혈이 되는데,
그러면 코가 막히고 콧물이 나오는 것이다. 이때 나오는 콧물은 바이
러스에 대한 방어 작용이기도 하고, 또한 습도를 조절하는 의미에서
나오는 것이기도 하다.

추운 날에는 피부 역시 체온을 보존하려는 방어 작용을 한다. 피부

에는 따뜻함을 느끼는 감각보다는 차가움을 느끼는 감각 수용체가 10배 정도 더 발달되어 있다. 이는 항온 동물인 우리 몸을 일정한 온도로 유지하기 위한 방어 작용의 일종이다. 따라서 주위 온도가 낮아지면 몸은 체온을 높이는 반응을 보이게 된다.

즉 추운 날에는 추위에 대한 방어로 에너지 소모량이 많아 쉽게 피로해지고 특히 코의 면역 기능이 떨어지게 되는데, 이 틈을 타 바이러스가 침입하거나 숨어 있던 바이러스로 인해 발열·콧물·코 막힘 등의 감기 증상이 유발되는 것이다. 그러므로 추운 날에는 꼭 마스크를 착용해야 하며 환절기에는 더더욱 아이들의 건강 관리에 신경을 써야 하는 것이다.

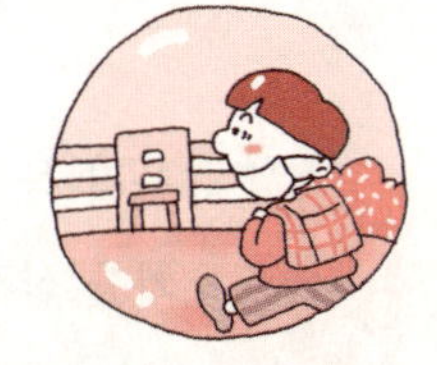

*추운 날이나 환절기 때 방송을 통해 '마스크를 꼭 착용하세요'는 말을 들어 본 적이 있을 것이다.

과연 마스크 착용이 감기 예방에 얼마만큼 효과가 있는 것일까? 우리 몸은 춥거나, 혹은 덥거나 환경에 적응을 하는 능력이 있다. 특히 추운 곳에서 차갑고 건조한 공기가 유입되면 코는 이 공기를 가온, 가습하여 온도를 30~32도까지 올리고 75~85퍼센트의 습도가 되도록 만들어 준다.

마스크를 착용하면 외부의 차가운 공기가 이 마스크를 한 번 거쳐 코로 전달된다. 이때 마스크를 통해 따뜻한 공기를 받아들인 코는 훨씬 편안하게 호흡할 수 있다. 그러면 코의 피로가 훨씬 줄어 상기도감염으로 인한 증상에 도움이 되는 것이다. 이 정도면 겨울철이나 환절기 때에 마스크를 착용해 볼 만한 가치가 있지 않겠는가?

우리 아이는 새벽에 감기에 잘 걸려요

우리 몸은 태양의 주기에 맞추어 체온 및 호르몬의 분비, 자율 신경의 반응 등이 일정하게 유지되는데, 이를 일컬어 '일주기 리듬'이라고 한다. 따라서 밤과 낮의 주기에 따른 생활 방식이 어긋나면 몸의 생리적 리듬을 조절하는 생체 시계에 혼란이 생길 수밖에 없는 것이다.

일반적으로 체온에 대한 일주기 리듬을 보면 오전 5~6시 사이가 가장 낮고 오후 3~6시 사이가 가장 높은데, 이는 한밤중이나 새벽 시간에는 우리 몸이 신진 대사의 속도를 낮춰 휴식을 취하기 위해 대사율이나 심박과 혈압을 떨어뜨리고, 아침과 낮에는 점차 신진 대사의 속도를 증진시켜 다양한 신체 활동을 하고자 하는 것에서 기인하는 것이다.

또한 새벽 3~5시경에는 산소 소모량이 줄어들고 점액의 분비를

늘리는 시간대여서 감기나
천식 같은 질환에 잘 걸리
거나 심해진다. 특히 아이
들은 땀을 많이 흘림으로
인해 체온이 더욱 낮아지는
반면 상대적으로 감염에 대

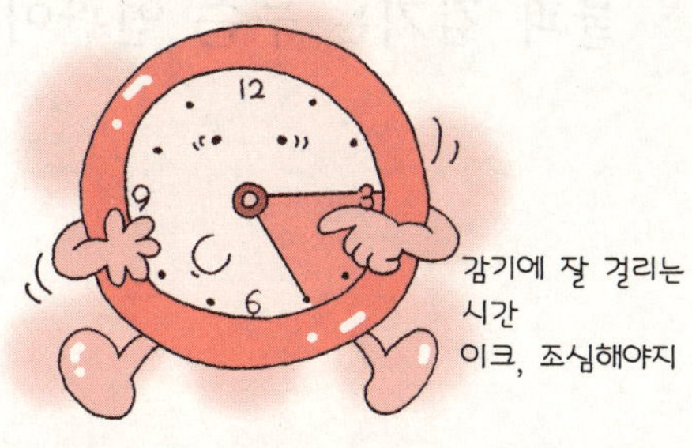

감기에 잘 걸리는
시간
이크, 조심해야지

한 위험이 더욱 높아지기 때문이다. 즉 새벽은 하루 중 온도가 제일
낮을 뿐만 아니라 체온이 가장 낮은 때이며, 난방으로 건조함이 심해
지는 때이기도 하며, 수면에 의해 코 안의 섬모 활동 또한 가장 많이
떨어져 있는 때인 것이다. 이러한 추위·건조·수면 등으로 인한 섬
모 활동 감소가 바로 새벽에 감기에 잘 걸리게 하는 요인이 되는 것이
다.

새벽 감기는 이렇게 예방해요

*실내 온도를 평소보다 약간 낮게 유지한다.

*실내 습도를 유지한다(가습기나 빨래 등으로).

*땀을 많이 흘리면서 잘 경우 한의원에서 적절한 치료를 받는다.

*잠잘 때 긴 소매 옷을 입히며, 수건으로 배 및 몸을 감아 준다.

*물을 많이 마셔 체내 수분 유지와 체온을 조절한다.

*실내에서는 절대 금연한다(담배는 섬모 활동을 억제하고 공기를 건조하게 한다).

물과 감기는 무슨 연관이 있나요

우리 몸이 사용하는 물은 하루 약 1.8리터 정도이다. 따라서 이를 보충하기 위해서는 매일 적어도 1.8리터 정도의 물을 마셔야 한다. 이는 물컵으로 8잔 이상이 되는 양이다.

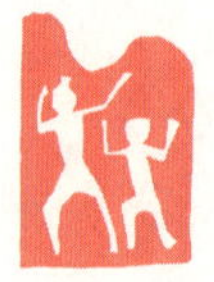 물은 병을 예방하고 치료하는 기초 물질인 만큼 감기 예방 및 치료에서도 한몫 톡톡히 한다. 충분한 수분 섭취가 그것이며, 하나 더 꼽는다면 휴식이다. 감기 중에는 평소보다 훨씬 많은 양의 물을 필요로 한다. 평소 1.8리터 정도의 물이 필요하므로 감기 중에는 이보다 적어도 30퍼센트 이상 더 많은 물을 마시는 것이 좋다.

흔히 물을 '우리 몸에서 필수 불가결한 물질'이라고 일컫는다. 이는 우리 몸의 70퍼센트 정도를 물이 차지한다는 것을 통해서도 짐작할 수 있는데, 실제로 우리 몸은 체내 수분 중 10퍼센트 정도 잃으면 심한 갈증을 느끼고, 20퍼센트 이상을 잃게 되면 심각한 쇼크 상태에 빠지게 된다. 때문에 우리가 고열과 설사 등으로 고생할 때도 가장 주의하여 관심을 가지는 것이 탈수 현상이다.

　도대체 물은 우리 몸에서 어떤 기능을 하는 것일까? 어떤 기능을 하고 있어 이렇듯 중요한 대접을 받을까?

　첫째, 우리 몸에 있는 혈액의 90퍼센트가 물로 구성되어 있다.

　둘째, 우리 몸에선 하루에 약 10~15리터의 소화액이 분비되고 재흡수 되는 과정을 거친다. 이 소화액 안에는 여러 가지 성분이 있지만 대부분 물이 차지한다. 소화액 안의 여러 가지 중요 성분이 물에 용해되어 중요한 역할을 담당할 수 있게 하는 것이다. 또한 우리 몸의 대사 과정에서 발생한 불순물은 물에 용해되어 땀, 대·소변, 호흡, 콧물 등의 형태로 배출되고 있다.

　셋째, 대사 과정에서는 수소 이온이 발생하는데 수소 이온이 많아지면 우리 몸이 산성화된다. 몸의 산성화를 막는 데에는 산소가 필요하고 산소와 결합된 수소는 물 형태로 몸 밖으로 배출되게 된다. 이때 산소는 호흡을 통해서도 들어오지만 물분자가 분해되는 과정에서도 발생하게 된다.

　이 외에도 물은 열의 흡수와 보유, 뼈와 뼈 그리고 근육과 근육 사이에서 윤활제 역할과 몸 안에서 일어나는 대부분의 화학 반응에 관여하는 등 우리 몸에서 아주 효과적인 용매 역할을 하고 있는 것이다. 또한 물은 세포 호흡 시에도 없어서는 안 되는 물질인데, 이러한 세포 호흡 후에 몸 밖으로 배출되는 물은 하루 약 1.8리터 정도 된다.

　그럼 이러한 물이 부족하면 우리 몸에서는 어떤 현상이 나타날까? 우리 몸 세포의 활동이 원활하지 못해 에너지가 부족해지는데, 이런 에너지 부족은 면역력을 약화시켜 감기에 잘 걸리게 한다. 또한 노폐물 배출이 쉽지 않아 피부와 몸의 노화·변비·피로·기미·통증·불면증 등으로 이어진다. 또한 면역력이 떨어져 온도에 제대로 적응하지 못해 감기에도 쉽게 걸리게 된다.

자, 지금부터 항상 물을 지니고 다니면서 최소 하루에 1.8리터는 마셔 보는 건 어떨까? 특히 날씨가 건조한 환절기나 감기에 걸렸을 때, 찜질방에 가거나 운동 후 땀을 많이 흘렸을 때 우리 몸은 더욱 많은 양의 물을 필요로 한다는 것을 잊지 말도록 하자.

코피와 땀의 관계는 이래요

*아이들은 많지 않은 식사량에 비해 활동량이 많은데도 잘 지치지 않는다. 이는 '대사율의 자극' 때문이다. 대사율은 이를테면 자동차의 연비와 비슷하다고 할 수 있다. 자동차의 연비가 높다는 말이 적은 기름으로 먼 거리를 운행한다는 의미이듯이 대사율이 높으면 체온이 높고 호흡이 빠르며, 땀이 많고 맥박이 빨라지며 코도 충혈이 잘 된다. 따라서 이때 대사율을 줄여 주는 약을 사용해 주면 땀 흘림이 줄어든다. 코피가 날 때는 주로 땀도 같이 나는 경우가 많으므로 평소에 땀 흘리는 것을 줄여 주면 코피 쏟음을 어느 정도 예방할 수 있다.

제 3 장

우리 몸은 감기에 어떻게 대응할까

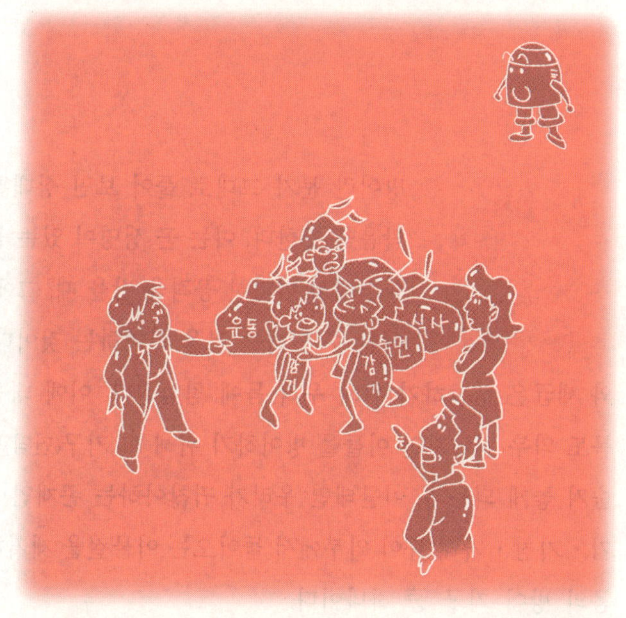

바이러스와 세균이 우리 몸에 침입하면
우리 몸도 방어기구
(우리가 귀찮아하는 존재인 콧물·재채기·가래·기침 등)를
작동한다.

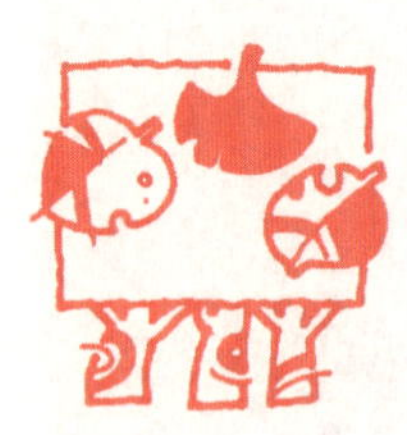

방어란 문자 그대로 풀어 보면 상대편의 공격을 막음을 뜻한다. 이는 곧 생명이 있는 물체는 주위 환경에서 어떠한 공격을 받을 때, 그에 대하여 방어할 수 있다는 것을 의미하는 것이다. 바이러스와 세균은 생존하기 위해 우리 몸에 침입한다. 이에 대응하여 우리 몸도 외부 침입자인 이들을 방어하기 위해 그 기구(면역력)를 온몸에 숨겨 놓게 되는데, 이를테면 우리가 귀찮아하는 존재인 콧물·재채기·기침·가래 등이 외부에서 들어오는 이물질을 제거하려는 우리 몸의 방어 기구 중 하나이다.

여기서 잠깐! 바이러스나 세균이 주로 침입하는 장소인 호흡기의 주요 경로에 대해 살펴보자. 코는 주로 공기를 걸러내고 콧속에 따뜻함과 축축함을 유지해 준다. 코를 둘러싸고 있는 콧속은 콧물 분비와 소리 울림을 통해 소리에 관여를 하며, 목 부위는 코에서 기관지와 식도로 넘어가는 중간 통로임과 동시에 그 안에 강력한 면역 세포가 자리잡고 있어 나쁜 균이 코나 입을 통해 우리 몸으로 들어오는 것을 막아 주는 1차 방어선 역할을 한다.

성대(후두)는 기관지의 처음 시작으로 주로 발성에 관여한다. 그리고 기관·기관지·허파꽈리 등은 공기의 여과 및 가스 교환을 하기 위한 장소이자 유해균이 우리 몸으로 들어오는 것을 막기 위한 최종 방어선을 만든다.

그럼 이제부터 우리들에게 널리 알려진 이야기를 중심으로 우리 몸의 방어 체계에 대해 살펴보자. 이는 우리 몸의 기능도 제대로 알 수 있고, 어느 곳의 문제로 현재의 증상이 나타나는 것인지도 알 수 있기에 지면에 옮기는 것이다.

코

우리는 잠시도 쉬임없이 숨을 쉰다. '숨을 쉰다'는 것은 공기를 들이마시고 내쉬는 활동을 의미하는데, 이로써 우리는 이산화탄소를 몸에서 빨리 제거하고 산소를 이용하여 생활에 필요한 기(氣)인 에너지를 얻게 되는 것이다. 따라서 숨을 쉼은 한순간도 멈추면 안 되는 것임은 물론 얼마나 숨을 잘 쉬는가는 건강의 큰 관건이 된다.

숨 쉴 때 코로 들어온 공기는 인두, 후두(공기가 통하는 숨구멍으로 목의 앞부분에 있다. 식도는 후두 뒤에 나란히 있고 음식물을 위장으로 나른다)를 지나서 기관과 기관지, 세기관지를 거쳐 폐의 허파꽈리(산소와 이산화탄소를 교환하는 곳)에서 우리 몸 속 혈액에 산소를 공급한다. 이때 내쉬는 숨에는 우리 몸의 대사 과정에서 생긴 이산화탄소와 하루 500밀리리터 정도의 수분과 열이 포함되어 있다. 하루 500밀리리터 정도의 수분이 호흡을 통해 증발되고, 코나 호흡기 점막에서는 콧물을 분비하여 수분 증발로 인해 호흡 세포가 건조해지지 않게 수분을 공급해 주는 역할을 한다.

콧속의 울퉁불퉁한 구조는 공기의 흐름을 변화시켜 코털을 통과한 작은 입자인 먼지를 걸러내는 정화 작용을 한다. 이러한 소용돌이는 공기를 가온, 가습하는 데 필요한 시간을 벌어 주며 깨끗한 산소를 만드는 데 도움을 준다.

코는 우리 몸의 냉·온풍기이자 공기 청정기

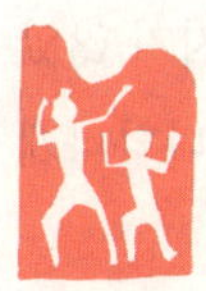 얼굴 중앙에 자리잡은 코. 아마도 살아가면서 판단이 흐려질 때 코처럼 중심을 세우라는 뜻으로 얼굴 중앙에 떡하니 자리잡고 있는 것은 아닐까. 이런 코를 사물과 굳이 비유하자면 건물 출입구의 천장에 설치한 냉·온풍기와 같은 역할을 한다고도 볼 수 있다. 추운 공기는 따뜻하게, 건조한 공기는 촉촉하게 그리고 더운 공기는 시원하게 유지해 주기 때문이다.

코는 먼지·바이러스·세균·매연 등을 걸러 공기를 깨끗하게 만든 후 폐로 보낸다. 이때 콧속을 공기가 통과하는 시간은 약 0.25초이며, 이 시간 동안 온도는 거의 30~32도까지 올라가고(가온), 습도는 대개 75~85퍼센트 정도로 유지되며(가습), 밖에서 들어온 이물질은 코털과 콧물을 통해 걸러지게 된다. 세상에 이보다 더 성능 좋은 기계가 또 있을까. 이러한 코의 가온·가습 작용으로 인해 사막 또는 남극

이나 북극에서도 생존할 수 있는 것이다.

코의 혈관 중에서 동맥은 찬 공기가 들어오면 코 혈관으로 혈액이 집중적으로 몰리게 하여 온도를 높이고, 더운 공기가 들어오면 코 혈관으로 혈액이 몰리는 것을 차단하여 온도를 낮춰 주는 것이다.

이를테면 감기에 걸려 코가 막혔을 때 찬바람을 쐬면 코 막힘이 더 심해진다. 이는 코의 염증으로 점막이 부어 올라 콧속이 좁아진 틈에 찬 공기가 들어오면 코는 공기 온도를 높이기 위해 혈액 공급을 더욱 왕성하게 하므로 콧속 점막을 한층 부풀게 하여 콧속이 더 좁아지게 되기 때문이다.

독자 여러분 가운데에도 겨울철 찬 공기나 건조한 공기를 입으로 직접 들이마신 후 가슴이 답답했던 경험이 있을 것이다. 이는 몸 밖의 차가운 공기나 건조한 공기가 직접 인두, 후두 및 기관지로 들어와 생기는 반응으로 코에서 가온·가습 작용이 제대로 이루어지지 않았을 경우 우리 몸에는 코 막힘이나 재채기·인후통 등으로 나타나게 된다.

콧속에는 섬모라고 불리는 아주 가는 털이 있는데 이 털의 움직임은 우리 몸을 방어하는 중요한 역할을 한다. 그런데 이 섬모 활동을 저해하는 것이 바로 건조함이나 담배 연기 등이다. 이는 아이들이 감기에 잘 걸리는 한 원인이 되기도 한다. 따라서 아이의 건강을 위하여 부모는 실내에서 담배를 피우지 말아야 한다. 그리고 아이에게 평소 물을 많이 마시는 습관을 들여 주면 가습 기능이 원활해지고 콧물 배출도 늘고 섬모 활동도 유지하게 되어 호흡기가 건강해질 수 있다.

코는 매 30~40분마다 한쪽씩 교대로 호흡을 하지만, 과격한 운동으로 인해 산소 소모량이 늘어난 경우 더 많은 산소를 흡입하기 위해 양쪽 콧구멍을 모두 확장시키고, 유입된 공기를 정화시키기 위해 코의 기능을 최대한 높이게 된다. 이 운동 후에는 항상 콧속 수분 증발이 많아져 콧속이 건조해지는데 이로 인해 혈액량이 증가하므로 코가 잘 막히게 된다. 또한 건조함으로 인해 예민해진 점막과 충혈이 된 혈관들로 인해 코피도 잘 흐르게 된다.

따라서 무리한 운동을 하는 대신 자신에게 맞는 운동을 정해 지치지 않을 정도로 한 후, 물과 함께 적당한 휴식을 취하는 것이 호흡기 건강을 위한 필수 조건임을 잊지 말자.

Tip

코는 이런 일을 해요

*하루 동안 코로 숨쉬는 횟수 2만 3천4십 번.
*코가 식별할 수 있는 냄새 4천 여 가지.
*좌우 콧구멍의 교대 시간 30~40분.
*코로 들어온 유해 물질을 내보내는 재채기의 풍속 시속 160킬로미터.
*코로 들락거리는 공기 1만 8천9백2십5리터.

어린이는 왜 코피를 잘 흘리나요

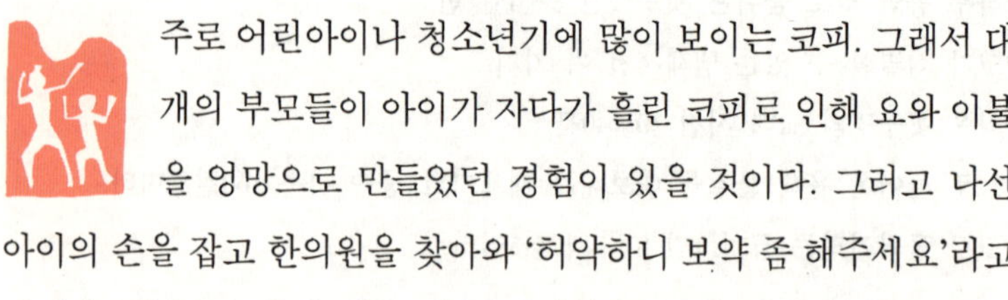

주로 어린아이나 청소년기에 많이 보이는 코피. 그래서 대개의 부모들이 아이가 자다가 흘린 코피로 인해 요와 이불을 엉망으로 만들었던 경험이 있을 것이다. 그러고 나선 아이의 손을 잡고 한의원을 찾아와 '허약하니 보약 좀 해주세요'라고 하거나 '무슨 큰 병이 있는 것은 아닌가요' 하며 걱정을 하곤 한다. 어린이들이 한두 번 흘리는 코피는 코 부위를 압박하는 응급 조치로 간단히 지혈될 수 있기 때문에 그리 걱정하지 않아도 된다. 하지만 코피가 멈추지 않거나 짧은 시간 안에 반복적으로 코피를 흘릴 경우 의사의 도움을 받아야 한다.

그럼 여기서 아이들이 코피를 잘 흘리는 이유에 대해 살펴보자.

첫째, 성장기 아이들은 몸 안의 대사 기능이 높기 때문에 혈액 순환 또한 빠르며 그만큼의 산소 소모량도 많아 코에서 걸러내는 공기량 역시 많아지므로 코에서 충혈이 자주 생기는 경우이다. 둘째, 습관적인 코 후비기나 문지르기 등이 콧속 점막을 자극하여 코피를 자주 쏟게 하는 경우이다. 셋째, 평소 열이 많아 땀을 많이 흘리는 경우이다. 아이들은 보통 열이 많고 체온이 높아 땀을 많이 흘리는데, 특히 야간 수면 중이었을 경우 코 점막이 건조해져 훨씬 쉽게 코피를 흘릴 수 있다. 넷째, 평소 만성비염이나 알레르기비염이 있는 아이여서 다른 아이보다 코 점막이 약해 사소한 자극에도 쉽게 출혈을 하는 경우이다. 그리고 마지막으로, 손발이 차고 아랫배가 찬 아이인 경우이다. 이런 경우 배에 더운 찜질만 해 줘도 코에 몰려 있던 혈액이 배로 내려오면서 몰려 있던 혈액이 많이 풀어지며 코피가 줄어든다.

따라서 항상 집안이 너무 건조하지 않은지, 집안 공기가 잘 환기되고 있는지, 아이의 활동량이 지나치지 않은지, 체질적으로 코와 관련된 질환을 갖고 있지 않은지 등을 세밀하게 살펴보고 판단하여 이에 맞는 처치를 하는 것이 코피 쏟음을 예방하는 방법이 된다. 특히 땀이 많은 아이는 주로 열이 많은 경우로 한의원에 내원하여 열을 적절하게 내려 주는 치료로 땀을 줄여 주면 예방이 될 수 있다.

*코피가 날 때는 머리를 약간 앞으로 숙인 상태에서 콧구멍에 솜을 넣고 손가락을 이용하여 코의 앞부분에 압박을 주어 지혈을 한다. 약 5분 정도 지나면 대부분 멈추게 되는데, 지혈 효과를 높이기 위해서는 코 주변이나 목 뒷부분을 차가운 물수건으로 냉찜질해 주면 도움이 된다. 간혹 코피가 날 때 머리를 뒤로 젖혀 뒷덜미를 두드리는 경우가 있는데, 이는 코피가 식도뿐만 아니라 기도로 넘어갈 위험성이 있으므로 절대로 해서는 안 되며, 코를 강하게 푸는 것도 역시 모세혈관에 자극을 주므로 삼가야 한다.

*주로 심장과 관련된 고혈압, 동맥경화증이나 간질환, 빈혈 그리고 간혹 백혈병 등에 걸렸을 때이다. 생리적인 경우로 대상성 출혈이 있을 수 있는데, 여성에게서 가끔 보이는 생리 출혈 대신 코피가 나는 경우이다. 이러한 출혈이라면 걱정할 필요가 없지만 이외의 다른 출혈은 그 원인이 무엇인지 밝혀 낼 필요가 있다.

콧물은 우리 몸을 보호해 준대요

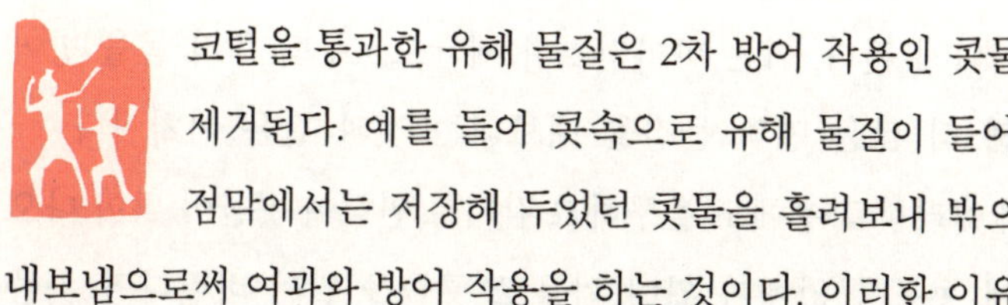

코털을 통과한 유해 물질은 2차 방어 작용인 콧물에 의해 제거된다. 예를 들어 콧속으로 유해 물질이 들어오면 코 점막에서는 저장해 두었던 콧물을 흘려보내 밖으로 씻어 내보냄으로써 여과와 방어 작용을 하는 것이다. 이러한 이유로 콧속의 점막은 콧물로 항시 촉촉하게 젖어 있는 것이다.

콧물은 매 초당 12～18번을 움직이는 섬모 운동에 의해 끊임없이 뒤쪽 인후부로 이동되는데, 이는 콧속을 청소할 수 있을 정도의 충분한 양이다.

여기서 잠깐! 콧물에 대해 좀더 살펴보자. 콧물은 코와 부비동의 점막층에서 나오는 콧물과 코와 눈 사이의 눈물을 배출하는 눈물관을 통해 내려온 눈물이 합쳐져서 만들어진다. 눈물관은 콧속으로 연결되어 있어 이 경우 눈물이 얼굴로 흘러내리기도 하지만 대부분은 콧속으로 흘러 들어가 코 점막을 촉촉하게 적셔 주는 데 사용하게 된다. 슬픈 영화를 보거나 슬픈 일을 당했을 때 콧물을 훌쩍거리게 되는 것은 눈물이 코로 들어가 콧물로 변해서 그렇다. 때문에 축농증이 발생하면 눈물관에 염증을 유발시키고, 눈물관이 부어 눈이 충혈 되거나 눈곱이 잘 끼게 되는 것이다.

또한 콧물에는 IgA라는 항체와 항세균성 물질이 다량 함유되어 있는데, 이는 바이러스와 세균에 대한 방어 작용 및 살균 작용을 해준다. 즉 감기에 걸렸을 때 흐르는 콧물은 바로 코와 호흡기를 보호하려는 몸의 생리적인 작용이라 할 수 있다.

그렇다면 사람이 하루 동안 흘리는 콧물의 양은 얼마나 될까? 일반적으로 약 1리터 가량으로 알려져 있으나 그 양은 감기에 걸렸을 때 더욱 늘어나게 된다. 이는 바이러스나 세균으로부터 우리 몸을 방어하기 위해 더 많은 면역 물질을 내보내는 것과 같은 이치이다.

그런데 이러한 작용에도 불구하고 감기로 인하여 콧물이 많이 나오는 증상에 콧물을 없애기 위해 약물로 콧물을 말려 버린다면 콧물 속 면역 물질인 IgA의 양이 현저하게 줄어들 뿐만 아니라 코 점막도 건조하게 되어 먼지나 바이러스·세균 등을 충분히 제거할 수 없게 된다. 즉 콧물이 많이 나온다고 무조건 항히스타민제 같은 약물을 사용하는 것은 오히려 해롭다는 것이다.

따라서 이 경우 감기에 걸린 후 무조건 약물을 쓰는 것보다, 감기에 걸리기 이전에 미리 예방을 하거나 정상적인 치료약을 사용하는 것이 더욱 효과적이라고 할 수 있다.

콧물의 방어 작용을 더욱 효과적으로 일어나게 하기 위해선 각종 이물질이 콧속 점막에 닿는 시간과 면적이 충분해야 한다. 코는 이를 위하여 마치 동굴과 같이 울퉁불퉁한 모습을 하고 있기 때문에 이들 사이로 공기가 통과하면서 소용돌이치게 되면서 콧속 점막에 골고루 닿는 빈틈없는 과정을 거칠 수 있는 것이다.

*감기에 걸려 콧물이 많이 나올 때는 가급적 찬 음식을 피해야 한다. 이는 감기에 걸렸을 때 찬 것을 먹으면 소화 기능이 더욱 약해지고 체온까지 약간 떨어져 몸의 기능이 저하되기 때문이다. 특히 감기로 인하여 소화 기능이 약해져 있을 때 찬 음식을 먹으면 소화 기관에서 차가운 것을 따뜻하게 하는 데 남아 있는 에너지를 사용하게 된다. 그러면 소화 기관에서는 소화 흡수하는 음식물이 적어지고 몸의 면역 기능도 한층 더 떨어지게 된다.

또한 섬모 운동은 우리 몸의 나쁜 것들을 밀어내는 작용을 하는 데 상부 호흡기의 온도가 떨어지면 섬모 활동도 떨어져 바이러스나 이물질을 제대로 제거하지 못하여 감기에 쉽게 노출된다.

만일 감기에 걸렸을 때 아이가 계속적으로 찬 음식을 원한다면 피해가 적은 얼린 바나나를 아이스크림 대용품으로 먹이는 것이 좋은데, 이는 바나나에 포함되어 있는 풍부한 비타민 성분이 면역 기능 강화에 도움을 주기 때문이다. 그러나 차가운 음식은 가급적 안 먹이는 것이 더 좋다.

주의해야 할 것은 바나나의 꼭지 부분을 꼭 잘라내고 먹여야 하는데, 이는 꼭지 부분에 부패 방지를 위해 농약을 발라 놓았기 때문이다.

코털은 소중해요

공기 중에는 먼지를 비롯하여 세균·바이러스·이산화질
소·아황산가스 등 각종 유해 물질이 많이 포함되어 있다.
이런 물질들은 빛의 산란 현상을 일으켜 멋진 풍경을 볼
수 있게 하는 역할도 하지만 대부분의 경우 우리 몸의 건강을 위협하
는 요소로 작용하는 것이 사실이다. 이때 중요한 역할을 하는 것이
바로 콧털이다. 코털은 울창한 나무가 오염된 도시에 맑은 공기를 제공
해 주듯, 우리 몸의 1차적인 방어 역할을 한다. 즉 외부에서 들어오는
각종 유해 물질 중 제일 큰 이물질을 걸러내는 역할을 하는 것이다.

서울 시내를 외출한 후 코를 풀 때 나오는 거무튀튀한 콧물도 그렇
고 먼지 많은 곳에서 논 아이, 탄광 지역의 작업장에서 나오는 광부들
의 얼굴을 상상해 보자. 어김없이 코 주위가 검게 되어 있는 것을
볼 수 있다. 이는 코 앞쪽에 있는 코털에서 큰 먼지를 걸러내고 있음을

보여 주는 증거이다.

그리고 사막에 사는 민족들에게서도 어김없이 코털이 코 밖으로 나와 있는 것을 볼 수 있는데, 이 또한 사막에서 일어나는 수많은 먼지를 긴 코털로 더 많이 걸러내기 위하여 환경에 적응한 결과이다. 만일 이들이 코털을 자른다면 걸러지는 먼지의 양이 적어 상대적으로 폐까지 도달하는 먼지의 양은 더욱 많아질 것이다.

또한 코털을 뽑으면 먼지를 걸러내는 여과 기능이 약해져 코 부위 이하의 기관지 쪽에서 더 많은 방어 역할을 해야 함은 물론 혹시 모를 염증으로 인해 주변 혈관이 손상을 입을 수도 있다. 이는 만성병을 갖고 있는, 면역이 저하된 사람들은 특히 주의해야 될 사항이다.

우리 몸의 모든 부분은 오랜 세월에 걸쳐 환경에 적응하며 만들어진 것이기 때문에 이에 순응하며 사는 것이 건강을 최적으로 유지하는 방법이기도 하다. 그런데 우리 몸의 최전방 방어선 격인 코털을 뽑으면 어찌 되겠는가. 자연스레 방어선이 약해질 수밖에 없다. 따라서 정 콧털을 정리해야 할 경우 모두 뽑는 것보다 가위나 코털 깎는 기계를 이용하여 코털을 다듬어 주는 것이 건강은 물론 미용에도 좋다고 할 수 있다.

코와 호흡 기관의 효율성은 이렇게 높여요

*호흡은 복식 호흡으로 천천히 깊게 한다.
*나에게 맞는 운동으로 폐활량을 높인다.
*대기 오염 물질(황사·아황산가스 등)은 되도록 피한다.
*실내의 온도·습도를 조절한다.
*흡연하지 않는다.

맛있는 음식을 더 맛있게 해 주는 '코'

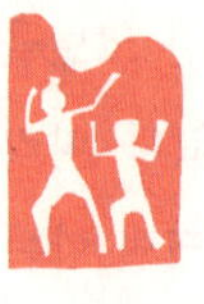

'우리 아이는 밥 먹을 생각을 안 해요'라며 한의원에 오는 경우를 분석해 본 결과 대부분 코로 냄새를 못 맡아 음식 맛을 제대로 알지 못한 경우와 선천적으로 소화기가 약해서 오는 경우로 구분되고 있다.

코는 대부분 공기 중에 떠 있는 입자를, 그리고 혀는 물에 녹아 있는 입자를 느끼게 된다. 원래 코와 호흡기는 소화 기관에서 진화된 것으로, 맛은 코의 후각과 혀의 미각·압각·통각 등이 결합되어 느껴지는 것이다. 특히 음식을 씹는 와중에 나오는 냄새 분자는 코 뒷부분의 빈 공간을 타고 올라가 후각 세포에 탐지되어 맛을 음미하게 해 주므로 후각은 맛을 느끼는 데 절대적인 영향을 미친다고 할 수 있다. 따라서 냄새를 맡지 못할 경우의 심각성은 크다 할 수밖에 없는 것이다.

늘 음식을 만드는 어머니들의 경우 그 심각성은 더하다. 또한 지엽적이기는 하나, 이렇게 냄새를 맡지 못할 경우 후각·미각과 관련된 특수 직종에는 취업을 할 수 없어 그 영향은 직업 선택에까지 이어진다고 할 수 있다. 사정이 이렇다 보니 어린이나 청소년이 냄새를 맡지 못할 경우 특수 직종에 대한 취업 희망을 버려야만 하는 문제가 발생할 수도 있는 것이다.

냄새를 잘 못 맡는 이유를 다음과 같이 크게 2가지로 나누어 볼 수 있다. 첫째, 콧속 점막이 염증으로 인해 부어 올라 그 통로가 좁아져 냄새가 후각 세포까지 도달하지 못할 때, 둘째, 만성 염증이나 노화로 후각 신경 세포의 숫자가 줄어들어 정상적인 기능을 못할 때가 바로 그것이다.

후각은 보통 4세 정도에 발달을 시작하여 14세 정도에 이르러 성숙하게 되는데, 그 세포는 약 500만 개 정도 된다.

노화나 만성적인 상기도감염(감기, 비염, 축농증)·알레르기비염 등은 콧속 후각 세포의 숫자를 줄어들게 하여 역시 냄새를 잘 못 맡게 되는 것이다. 이러한 증상에 있어서 한방 치료는 염증 치료와 더불어 세포 노화 방지에도 효과적이기 때문에 권장할 만하다.

또한 밥을 잘 먹지 않는 아이들 역시 반드시 코와 관련된 후각 기능의 이상 여부를 검사해 보아야 한다. 대부분의 맛을 후각에서 감지하므로 코와 관련된 질환을 앓고 있을 경우 그것을 치료하는 것이 아이들의 식욕 부진을 해결하는 한 방법이 될 수 있기 때문이다.

코 수술은 방어선을 무너뜨리는 **위험한 수술**

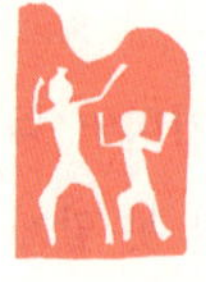 코와 관련된 수술로는 여러 가지가 있다. 축농증과 관련된 수술, 성형 수술, 비후성비염으로 인한 수술, 물혹 제거 수술, 편도선염과 관련된 수술, 코골이 수술, 외상이나 잦은 코피로 인한 수술 등이 그것이다.

이 중 몇몇은 건강을 위해 꼭 해야 하는 수술이지만, 일부의 경우 수술을 하지 않고도 꾸준한 치료로 완치가 가능한 질환이다. 그런데 대부분의 사람들이 이러한 치료법을 찾아보지 않고 단지 치료 방법이 없을 것 같아 수술을 택하곤 한다.

콧속 점막이 만성 염증으로 인해 두꺼워진 비후성비염, 만성축농증, 콧속의 물혹 등은 대부분 항생제 치료로 인한 부작용이 그 원인이다. 항생제 사용으로 인한 우리 몸 안의 섬모 운동의 능력 저하로 인해 노폐물의 배출이 원활하지 않아 여러 질병이 생기는 것이다.

이런 사실을 도외시한 채 변형된 구조물을 수술(이때 사용하는 마취제 역시 호흡기의 기능을 저하시킬 수 있음)로 이를 치료하고자 하면, 구조적인 문제는 일부 해결되겠지만 기능적인 문제는 해결되지 않는다. 즉 처음에는 증상이 좋아지는 것 같지만 코의 정화 기능과 방어 작용의 약화로 인해 증상이 재발, 반복하는 경우가 많다.

이를 다음의 비유로 생각해 보자. 어떤 보안이 중요시되는 곳에 들어가려면 우리는 보초병에 의해 신분을 확인 받은 후 출입을 할 수 있다. 이런 절차는 우리 몸의 면역 작용과 같다고 할 수 있는데, 우리 몸 역시 어떠한 문제가 있다고 판단될 경우 출입을 통제하는 것이다.

이때 보초병이 있는 곳인 제1 방어선은 코에 해당하고, 제2 방어선은 인두 부위인 편도에 해당한다. 이를 다시 말하면 코를 수술하는 것은 '보초병이 잘못했다고 그 초소를 없애는 것과 같다'는 것이다.

정상적인 치료는 보초병을 잘 교육시켜 제대로 하도록 만들면 되는 것이다. 단순히 조금 잘못했다고 초소를 없앤다면 얼마간은 편할지 몰라도 시간이 조금 흐른 다음에는 어떤 위험이 닥칠지 모른다. 그러므로 코를 수술하거나 치료할 때는 지금의 치료법이 우리 몸의 생리적인 기능 및 면역 기능에 어떤 좋지 않은 영향을 미치는가를 반드시 확인하는 지혜가 필요하다. 특히 수술을 할 때는 수술 후 2차적인 부작용의 여부에 대해서도 꼭 확인하는 것이 좋다.

커다란 아데노이드(코에서 목 부위로 이행하는 부위의 림프 조직)나 편도, 잦은 코피의 경우도 수술 외의 요법으로 해결할 수 있는 방법이 많다. 이렇듯 모든 질환에는 그 심각성에 정도의 차이가 있기 때문에 한쪽 방향만 고집하는 것은 결코 옳지 않다.

코가 막히면 집중력이 떨어져요

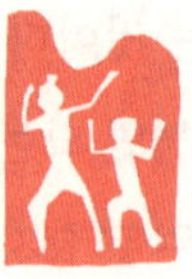 어린 시절, 환절기 때마다 콧물과 코 막힘으로 고생하는
아이들이 종종 있었다. 그러나 요즘은 이 환절기와는 상관
없이 콧물, 코 막힘으로 고생하는 아이들이 많다. 이는 대
기 중 오염 물질의 증가와 주거 환경의 변화로 인한 알레르기 질환의
증가가 한 원인이 될 수 있다. 이러한 것들은 자연히 콧속 점막의
방어 기전을 활발하게 하여 콧물의 분비량을 늘리는데, 이때 분비되
는 다량의 콧물 또한 코를 막히게 하는 이유가 된다.

코가 막히면 아이들에게는 어떤 증상이 나타날까? 대부분의 아이
들은 짜증이 늘고 잘 먹지 않으며, 피곤해 하고 잠도 잘 안 자며 두통을
호소하는데, 특히 유아기의 어린이의 경우 이 고통이 잦은 울음으로
표출된다. 그렇다면 이런 증상과 코 막힘은 어떤 연관성이 있을까?

첫째, 목구멍 부위의 건조함은 목에 쉽게 염증을 유발시킨다. 코가

심하게 막히면 입으로 숨을 쉬게 된다. 그러면 코에서 정화 작용을 받지 못한 공기가 목구멍 부위로 바로 가게 되므로 인두·후두·기관지 등에서는 더 많은 일을 해야 한다. 만약 계속 입으로 숨을 쉬어 코가 제 역할을 하지 못하면 바이러스나 세균의 침입으로 인한 인두염·편도선염·후두염·기관지염 등이 생긴다.

둘째, 잘 먹지 않는 아이가 되기 쉽다.

셋째, 집중력 부족 및 학습 장애가 생길 수 있고, 성장에도 영향을 미친다. 사실 성장기에 있는 아이의 경우 뼈를 비롯한 대부분의 신체 조직이 지속적인 성장을 한다. 일반적으로 뇌는 전체 체중의 2,3퍼센트 정도를 차지하며, 심장에서 나오는 혈액의 15~20퍼센트 이상을 가져다 사용한다. 이런 뇌는 주로 산소와 포도당을 원료로 사용하여 활동하기 때문에 만일 산소가 부족해지면 산만하고 집중력이 떨어지고 학습 의욕이 없는 아이가 될 수도 있고, 성장 인자의 배출도 떨어뜨린다.

넷째, 짜증이 많고 화를 잘 내며 참지 못하는 아이가 될 수 있다.

한편 감기에 걸려 코가 막혔을 경우 코를 심하게 풀면 중이염에 걸릴 수 있고, 소리를 내며 가래를 억지로 뱉어내면 콧속이나 인두부의 점막에 손상을 주어 염증을 일으킬 수 있으므로 가급적 피하는 것이 좋다. 대신 충분한 수분 공급·죽염액·생리 식염수 등으로 코와 인두 부위를 청소해 주면 콧물은 사라지게 된다.

죽염액은 이렇게 만들어요

*이는 증류수 100시시에 죽염 1~3그램을 넣어 희석하면 된다. 처음 시행할 때는 1그램부터 희석시켜 사용하고 자신에게 맞게 점차 죽염의 양을 늘리도록 한다.

생리 식염수를 사용할 때는 생리 식염수 100시시에 죽염 1~2그램을 넣어 사용한다. 이렇게 만든 액은 약 1.8~2.7퍼센트 액이 되는데, 생리 식염수의 농도는 우리 몸의 세포 외액의 농도와 같은 0.9퍼센트이다. 이를 '등장성 용액'이라 하는데, 일반 생리 식염수도 이 정도의 농도를 가지므로 우리 몸의 세포에 큰 영향을 미치지는 않는다. 그러므로 이보다 높은 농도(약 2.7퍼센트)의 액이 투여되면 부어 있는 곳의 수분이 몸 밖으로 나와 부종이 제거되어 코 막힘을 없애는 데 도움이 된다.

사용법은 하루 3번 정도 1회용 주사기나 코 세척기를 이용하여 콧속으로 액을 넣어 입이나 코로 내보내면 된다. 한 번 사용할 때 한쪽 코를 먼저 한 후 반대쪽 코까지 하여 양쪽을 동시에 하거나, 이것이 힘들면 한쪽만 하고 다음 번에 반대쪽을 하여 교대로 하여도 된다. 혹시 잘못하여 물을 삼켜도 위장으로 들어가므로 몸에 해로움은 없다.

일반적으로 오래 사용해도 문제가 없으며 대부분의 코 질환에 사용이 가능하지만 심한 자극으로 따끔거릴 때는 사용을 중지하거나 또는 생리 식염수만 사용해도 된다.

> **Tip**
> 죽염액과 생리 식염수로 코 청소를 하면…

*코 막힘으로 인해 답답할 때 죽염액이나 생리 식염수로 코 세척을 하면 코 막힘이 사라지는 효과가 있을 뿐만 아니라 비염이나 축농증 치료에도 좋다. 코 세척은 주로 코 점막의 부종을 줄여 주고 콧속의 섬모 기능을 좋게 해 주어 콧속의 분비물을 제거해 줌으로써 호흡에도 도움을 준다.

태풍보다 빠른 재채기

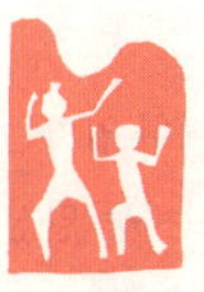 갑자기 찬 공기를 쏘일 때, 먼지 많은 곳에 갔을 때, 황사가
몰려올 때, 급성 및 알레르기비염이 있을 때 거의 어김없이
재채기를 했던 경험이 있을 것이다.

　재채기란 외부 자극에 대하여 반응하는 증상으로, 우리 몸이 자극
에 지나치게 노출되는 것을 막아 준다. 즉 코 점막 속에 있는 신경이
자극되어 나타나는 것이다. 특히 감기로 인해 코 점막이 붓고 예민해
졌을 때에는 작은 자극에도 쉽게 재채기를 한다. 이때의 자극은 호흡
기에 영향을 미치며 매우 강력한 바람을 일으킨다. 이 바람의 속도는
기관지 내에서 초속 2,3백 미터 정도이고, 입 밖으로 나올 때는 초속
40미터의 속도로 태풍(태풍은 초속 17미터 이상의 폭풍우를 동반함)보다
빠르다.

　재채기는 이렇게 강한 힘으로 우리 몸에서 이물질을 제거하는 기능

을 해 주는 것이다. 알레르기비염이 있을 때는 코 점막에 대한 콧물 분비 과다로 재채기가 나오는 것이며, 동반되는 증상으로 가려움, 콧물, 코 막힘이 있다.

재채기는 이렇게 줄여요

*겨울철 외출 시에는 마스크를 착용한다.
*찬 공기에 예민할 경우 손발 및 배에 따뜻한 팩을 착용한다.
*스트레스도 코 점막에 영향을 주므로 긴장을 푼다.
*알레르기에 대한 치료를 지속적으로 하여 면역의 균형을 갖는다.
*맵거나 자극적인 맛, 흡연, 독성 화학 물질, 꽃가루, 매연이 심한 장소 등은 피한다.
*심할 경우 따뜻한 물수건을 코에 대거나 수증기를 쐬어 코 점막을 보호한다.

황사에는 이렇게 대처해요

황사는 공기를 탁하게 하여 햇빛을 가리므로 농작물에 피해를 주고, 미세한 입자는 정밀 기계의 손상과 더불어 우리 몸의 호흡기와 눈에 염증을 유발하는 등 일상 생활에 미치는 악영향이 크다. 심지어 황사에 지속적으로 노출되면 세포 내 DNA 에 영향을 입을 수 있다는 보도도 있었다. 따라서 폐활량이 약한 사람은 특히 주의를 요하기도 한다.
*황사주의 기상 정보를 항시 점검하여 미리 대비해야 한다.
*뚜렷한 원인 없이 기침이 3주 이상 계속되면 치료를 받는다.
*황사가 있을 때는 집안을 여러 번 닦아낸다.
*황사가 있는 날엔 창문을 열지 말고 침구류도 밖에서 말리지 않는다.
*황사가 심한 날에는 되도록 외출을 삼가고, 외출 시 안경·마스크·모자 등을 착용하고 긴 소매 옷을 입는다.
*집에 돌아온 후에는 문 밖에서 옷을 잘 털고 실내로 들어와 바로 손 씻기, 간단한 샤워, 양치질을 하고, 식염수로 코도 청소한다.

*에어컨을 이용해 실내외 환기를 하고 실내 공기 청정기를 사용하여 황사 먼지를
 제거한다. 이때 가습기나 젖은 수건으로 습기를 조절해 호흡기 건조를 막는다.
*기도의 점막이 마르지 않도록 물을 자주 마시고 고단백 위주의 영양식을 섭취
 한다.

부비동

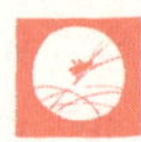

　　눈가나 코 주변, 잇몸 윗부분의 뼈들은 성글성글 구멍이 뚫려 텅 비어 있는데, 마치 동굴과 같은 모습을 하고 있다. 이런 부비동은 머리뼈를 가볍게 만들어 준다. 또한 빈 공간을 이용하여 소리를 맑게 해 주고, 뇌의 열을 식히는 방열판 역할도 한다.

　　코의 호흡 점막이 뼈를 파고들어 만들어진다고 알려진 부비동은 출생 시에는 그 발달이 미약하지만 그 후 점차 발달하여 사춘기 정도에 이르러 대부분 완성된다. 이들 내부는 코 안과 같이 점막층과 섬모들이 있어 분비물의 배출과 청소를 담당한다. 분비물의 원활한 배출은 코 안쪽으로 연결된 구멍을 통해 이루어지며 이를 통한 자연스러운 환기는 부비동 건강의 열쇠라고 할 수 있다.

　　부비동 중 상악동은 어릴 때는 코의 바닥과 거의 수평으로 되어 있기 때문에 노폐물 배출이 쉬워 다량의 항생제를 사용하지 않아도 치료가 잘된다. 만약 감기에 걸렸더라도 항생제를 남용하면 오히려 섬모의 움직임이 방해를 받아, 즉 분비물의 배설이 잘 되지 않아 만성 축농증으로 옮아간다.

　　특히 눈과 코 주변은 이런 부비동들로 둘러싸여 있다. 그래서 만성축농증이 있으면 농이 있는 콧물, 코 뒤로 넘어가는 콧물인 후비루, 기침 등의 3대 증상 외에 눈 충혈이나 전두통 등을 동반한다.

감기 걸린 후 머리가 아파요

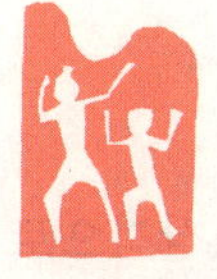

감기를 앓고 있거나 축농증이 있는 아이는 '엄마, 머리 아파'라는 말을 자주 한다. 그러면 엄마들은 '얘들이 뭐 땜에 머리가 아파. 괜찮아' 하며 무시하거나 꾀병을 부린다고 생각하는데, 그렇게 쉽게 넘길 일이 아니다. 두통을 유발하는 원인에는 여러 가지가 있는데, 여기서는 간단히 살펴보자.

급성 감기로 인한 두통은 쉽게 나으므로 심각하게 받아들이지 않아도 괜찮지만, 이것이 만성적인 경우 축농증을 의심해야 한다. 축농증에 걸리는 주요 원인은 콧속의 섬모 기능이 저하되어 콧물을 배설하지 못하거나 콧속 점막이 염증으로 부어 배설을 막기 때문이다.

이러한 축농증은 곧바로 뇌막을 자극하여 두통을 일으킬 수 있다. 그래서 아이들이 계속 머리가 아프다고 하는 것이다. 이때 나타나는 두통의 양상은 눈썹 사이와 이마 부위 통증으로 머리가 항시 무겁고

양 눈 사이는 뭔가 누르는 듯한 압박감이 있는데, 이는 곧잘 아이들의
집중력을 떨어뜨리곤 한다.

그런데도 일부 부모들은 아이의 증상을 무시하거나 소홀히 여겨
병을 키우는 경우가 많다. 아이의 학습 능력은 철저히 평소 몸 건강이
좌우하므로 사소한 증상이라도 주의 깊게 살펴보고 이상이 있다면
그때 그때 치료해 주어야 한다.

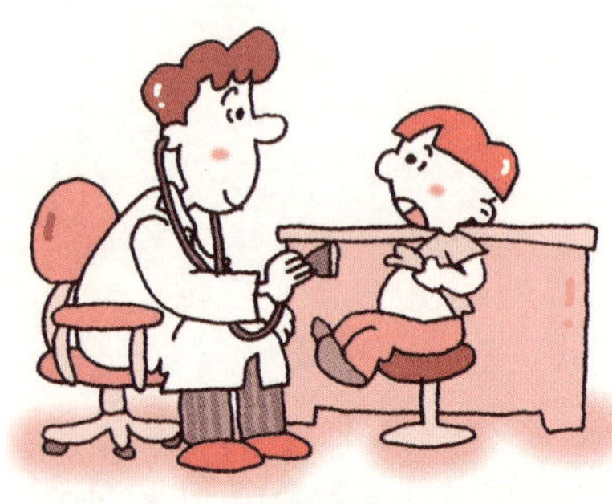

축농증 치료의 핵심은 콧속 안의 섬모 기능을 얼마나 정상적으로
되돌려 주는가와 코 점막의 부종 제거로 얼마만큼의 통로를 확보해
주는가이다. 사실 축농증은 초기의 경우 항생제나 소염제의 사용으로
증상 개선에 도움을 줄 수 있다. 하지만 만성적인 상태에서는 지속적
으로 약물을 사용해 준다 해도 염증 개선에 효과적이지 않다.

지속적인 항생제 사용은 호흡기 통로에 있는 유산균을 죽임으로써
나쁜 균을 억제하지 못하여 오히려 질병에 걸리기 쉽게 할 뿐만 아니
라 합병증까지 유발할 수 있다. 또한 장기간의 사용으로 내성균이
생길 경우 더욱 강한 항생제를 필요로 하게 되므로 우리 몸은 더욱
나빠지는 결과를 가져온다.

　따라서 감기를 오랫동안 앓고 있는 경우, 항생제 등의 방법을 사용
하기보다 자연 치유적으로 면역력을 증가시켜 회복시키는 방법, 즉
한약과 양생법을 찾는 것이 무엇보다도 중요함을 기억해야 한다.

입에서 냄새는 왜 나는 거죠

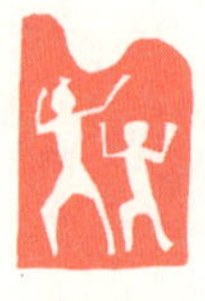

비염, 입안의 염증, 축농증, 위장 장애가 있는 아이의 경우
입 냄새가 심하게 날 때가 종종 있다. 그도 그럴 것이 이들
질환이 있는 아이들의 경우 입 냄새의 거의 대부분을 차지
하고 있는 것이다.

입 냄새가 나는 주요 원인으로 입 안의 침 분비량 감소로 인한 세균
증식을 꼽을 수 있다. 침은 하루에 약 1～1.5리터 정도 분비된다. 이는
지속적으로 우리가 인식하지 못하는 동안 계속해서 우리 입 안을 적
셔 주고 있으며, 입 안을 깨끗하게 유지해 주어 세균 증식을 막고
있는 것이다.

코가 막히면 구강 호흡을 하게 되는데, 이는 입 안이 건조해져 입
냄새의 원인이 되기도 한다. 이러한 구강 호흡은 잘못된 자세 때문에
발생하기도 하는데, 이를테면 컴퓨터 모니터의 위치가 눈의 높이보다

높아 발생하는 문제가 그것이다. 컴퓨터 앞에 있는 의자가 낮으면 모니터를 올려다보게 된다. 이때 고개는 위로 향하는 반면에 턱은 아래로 벌어져 입을 벌린 채 호흡을 하게 되는데, 이는 입 속을 건조하게 하는 주된 원인 중 하나이다. 따라서 의자 높이를 조절하여 모니터를 보는 시선을 아래쪽으로 향하도록 하는 것이 좋다.

또한 음식을 먹을 때 꼭꼭 씹어 먹는 습관을 들여야 한다. 이는 턱 주변의 근육 아래에 있는 귀밑샘(이하선)의 침 분비를 도와 주기 때문이다. 아울러 소화에 부담 없는 음식을 먹고 적당한 근력 운동을 하며 심리적인 안정을 취하면 침 분비도 원활해지고 건강에도 도움이 된다.

*아침이나 공복에 치아를 딱딱 부딪치는 '고치법'을 20~30번 이상 실시해 보자. 이는 주변 근육을 부드럽게 함으로써 근육 아래에 있는 침샘을 자극하여 침 분비를 유도하고, 뇌로 자극을 보내어 소화에 대한 준비를 시켜 위장의 꿈틀 운동으로 인해 배고픔을 느껴 식욕 증진과 건강한 생활을 유지할 수 있어 좋다.

코가 뒤로 넘어가서 **자꾸 기침이 나요**

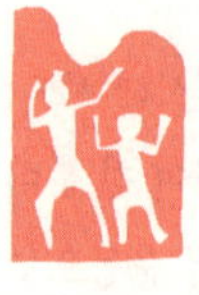 감기를 앓고 난 후 아이가 목에 무엇인가 걸린 것같이 캑캑
하며 잔기침을 하는 경우가 있는데, 대부분의 부모들은 이
런 행동을 보고 그러지 말라고 아이를 나무라곤 한다. 그러
나 이것은 꾸짖을 문제가 아니다.

가끔 병적인 소견이 없이 잔기침을 하는 아이가 있는데, 이는 정신
적인 스트레스로 인한 틱(tics)장애 일 수 있다. 틱은 단독으로 나타날
수도 있지만 상기도감염과 동시에 나타나는 경우가 있어 주의 깊은
관찰을 요한다.

사실 코는 외부 자극에 대한 방어 수단으로 점막층에서 많은 양의
콧물을 만들어 낸다. 이들 콧물은 혈관·분비선·섬모·신경·근
육·호르몬 등의 복잡한 상호 조절에 의하여 정상적으로 분비되고
조절된다. 하지만 염증이나 기타 원인으로 콧물 분비량이 늘거나 줄

어드는 경우 우리 몸에 불편한 증상을 유발하는 것이 사실이다.

콧물 분비량이 많아지면 일부 코앞으로도 나오지만 대부분은 뒤로 넘어가 목구멍의 점막을 자극함으로써 잔기침이 더 심해진다. 콧물은 코 점막의 청결, 윤활 작용과 더불어 건조한 공기를 가습시켜 바이러스나 세균 등의 유해 물질을 걸러내는 방어 작용인 것이다.

앞서 살펴본 바와 같이 콧물 분비가 많아지는 원인은 주로 감기나 알레르기비염에서 기인하지만 기타 차가운 공기나 특정한 음식, 호르몬제나 피임약 등의 약물에서도 그 원인을 찾을 수 있다.

반면 콧물 분비가 적어지는 원인으로는 위축성 비염이나 노화·흡연·환경 오염 등이 있다. 간혹 만성적인 비염이나 축농증을 오래 앓는 경우 콧속 점막층의 기능이 약해져 콧물 분비량이 줄어드는 경우도 있다.

잔기침을 할 때는 이렇게 하세요

*감기나 비염, 축농증의 경우 생리 식염수를 이용하여 코를 세척한다.

*감기에 걸리면 마스크를 착용하여 수분의 배출을 일부 줄인다.

*가습기를 사용하여 집안 공기를 건조하지 않게 한다.

*실내에서는 흡연하지 않는다.

*평상시 물 마시는 습관을 들인다. 특히 콧물 분비량이 감소한 경우 보다 많은 양의 물을 마신다.

*스트레스로 인한 틱이나 역류성 식도염 등은 정신적 긴장을 풀 수 있는 방법과 운동법 등을 이용한다.

목

가끔 우리가 물이나 음식을 급하게 먹었을 때 사레 들리는 경우가 있는데, 이때 심한 재채기나 기침을 한 경험이 있을 것이다. 이는 폐는 공기만 받아들이게 되어 있는데, 이물질인 음식물이 들어오면 폐에서 염증을 일으킬 수 있으므로 이를 방지하기 위한 현상이다.

목 부위에는 폐 안으로 이물질이 들어오는 것을 막기 위해 후두개가 있어 물이나 음식 등을 먹을 때 아무런 걱정 없이 먹을 수 있는 것이다. 이 후두개의 역할은 교통 순경과 같이 필요에 따라 '열었다 닫았다'를 반복하여 공기는 폐로, 음식물은 식도를 따라 위장으로 내려가게 해 주는 것이다. 이때 음식물과 함께 들어간 공기는 장내에서 꼬르륵 소리를 내기도 한다.

평상시 식도는 음식물을 삼킬 때를 제외하고는 대부분 안쪽이 닫혀 있어 공기가 잘 들어가지 못한다. 그리고 목(후두)을 지나 기관에 이르면 연골 조직이 있어 기관의 쪼그라듦이나 과다 팽창을 막아 주어 기관벽을 보강·보호해 준다.

편도선이 부은 경우 왜 열이 심하게 나죠

감기로 인한 열은 감기 바이러스가 열을 내는 것이 아니라 우리 몸이 바이러스를 죽이거나 몰아내기 위하여 일부러 열을 내는 과정인 것이다.

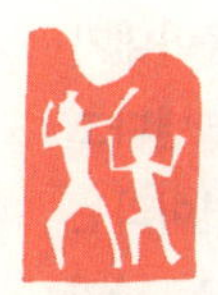 열이 있어 병원을 찾으면 '편도선이 부었어요'라는 말을 종종 들었을 것이다. 이는 초기 감기에서 가장 급성으로 심해지는 것이 바로 편도선염이기에 그렇다. 편도 조직은 직접 바이러스와 전면전을 벌이는 곳이다. 따라서 이곳이 부을 경우 고열이 나고 몸살이 심하고 피로하고 갈증이 많이 나고 온몸이 두들겨 맞은 듯이 아프고 오줌의 양이 줄고 꼼짝하기 싫어진다.

감기에 걸리면 열은 왜 날까? 이는 우리 몸을 치료하기 위해서이다. 감기 바이러스가 우리 몸에 침입하면 우리 몸은 그 감기 바이러스의 약점을 공격하여 싸운다. 그런데 감기 바이러스의 약점은 바로 '열에 약하다'는 것이다. 따라서 이를 이용해 바이러스와 싸우는 과정이 발열이다. 즉 감기로 인한 열은 감기 바이러스가 열을 내는 것이 아니라 우리 몸이 바이러스를 죽이거나 몰아내기 위하여 일부러 열을 내는

과정인 것이다. 열은 우리 몸을 보호하는 최상의 방어인 것이다.

그럼에도 불구하고 우리가 범하기 쉬운 오류가 있는데 '열이 나면 안 좋으니 해열제를 사용하여 열을 떨어뜨려야 해'라는 생각이 그것이다. 그렇다 보니 특별한 처방 없이도 해열제를 남용하는 경향이 있다. 열이 나는 것은 어떤 현상에 의한 정상적인 방어 과정이다. 물론 평소 뇌에 이상이 있는 아이의 경우 너무 지나치면 열성 경련 등의 뇌에 피해를 주기에 주의를 요하기도 한다.

여기서 잠깐! 해열제의 무용론을 이야기한 아보 도오루의 말에 귀 기울여 보자.

> …열이 나는 것은 백혈구 속의 림프구가 감기 바이러스와 싸우고 있는 상태이다. 감기 바이러스는 열에 약하기 때문에 바이러스를 몰아내기 위해서 몸은 체온을 높인다. 즉 열이 나는 게 아니라 일부러 열을 낸다고 해야 할 것이다. (중략) 해열제를 사용하면 몸이 필요로 하는 열이라는 전력을 억지로 빼앗게 된다. 그 결과 방어 태세가 약해져 감기는 낫기 어려워진다….
>
> -『약을 끊어야 병이 낫는다』 중에서 -

해열제의 남용은 정상적인 면역력을 억제하여 2차 감염에 쉽게 노출되는 결과를 초래한다. 그러므로 이제부터는 감기에 걸려 열이 날 때 무조건 해열제를 사용하는 것보다 다음 방법을 사용해 보자.

첫째, 얇은 옷을 입는다(옷을 모두 벗어 추위에 노출되면 오히려 열이 더 날 수도 있다).

둘째, 물을 많이 마셔 수분 공급을 충분히 한다.

셋째, 약간 따뜻한 물로 몸을 닦아 땀이 나게 한다.
넷째, 방안 온도를 지나치게 높이지 않는다.
다섯째, 잠잘 때 두꺼운 이불은 피한다.
여섯째, 너무 심하면 전문가의 도움을 받는다.

목에도 유산균이 살아요

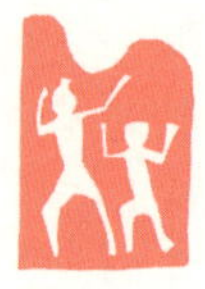

 '목에도 유산균이 살아요'라고 하면 대개는 의아해한다. 하지만 사실이다. 믿기지 않겠지만 유산균은 우리 몸의 장 속만이 아니라 목(인두)에도 살고 있다. 또한 피부·구강·콧속·위·소장·대장·생식기 등에도 살고 있다. 왜 이런 곳에 유산균이 살고 있을까? 이유는 간단하다. 바로 이 유산균이 우리 몸의 면역계와 함께 외부에서 침입하는 나쁜 세균을 방어하는 역할을 하기 때문이다.

 그럼 유산균이 살고 있는 목은 어떤 일을 할까? 코가 제대로 작용하지 못해 코를 통과한 유해 물질을 정화함은 물론, 온도와 습도도 조절한다. 그래서 목으로 유해 물질이 들어오면 반사 작용에 의해 조절하는 것이다. 즉 몸 밖으로 내보내는 재채기 반사를 일으킨다.

 이러한 목을 나쁘게 하는 주요 원인은 건조함이다. 환절기 때나

94

황사가 있는 날 외출을 하거나 추운 날 뜨거운 방에서 자고 일어나면 목 안이 따끔거리는 증상이 바로 그 한 예이다.

또한 평상시 코 막힘으로 입으로 호흡을 하는 경우 역시 목구멍 통증을 유발한다. 이때 화끈거림이 동반되는 경우도 있는데, 이 또한 건조함으로 인한 통증으로 볼 수 있다. 이럴 경우 항생제를 급하게 사용하는 것보다 물을 많이 마셔 수분을 공급하고 실내 습도를 조절하며 안정을 취하는 것이 더욱 효과적이다.

목에 염증이 점차 심해지면 화끈거림과 아울러 고열이 난다. 이는 코에서의 1차 방어선이 무너졌기 때문에 더 강력한 방어 작용이 필요하므로 혈류량을 늘려 면역 세포를 더 증강시킬 때 체온도 같이 높아지기 때문이다.

몸에 좋은 유산균은 어떻게 하면 생성할 수 있는 것인가?

해답은 간단하다. 유산균은 정상적인 생활을 하는 것과 동시에 전통 음식(된장, 청국장, 김치)을 열심히 먹음으로써 활성화할 수 있다. 따라서 이러한 습관을 들여 유산균을 활성화시키는 것은 물론, 목도 보호하고 목감기도 예방해 보는 것은 어떠할까.

*물을 많이 마셔 체내 수분량을 높인다.
*가습기를 틀어 실내 습도를 높인다.
*감기 걸렸을 때 되도록 마스크를 착용한다.
*코 막힘의 원인을 제거하여 구강 호흡을 하지 않는다.
*소염제나 항생제를 남용하지 않고 충분한 휴식을 취한다.
*평상시 운동을 통한 체내 면역력을 강화한다.

목감기가 그렇게도 위험하다구요

목감기의 증상은 일반 감기와 비슷한데 대표적인 증상은 목에 나타나는 따끔거림과 발열이 그것이다. 심한 경우 온몸이 아프고 오한(으슬으슬 추움)도 생긴다. 목감기를 제대로 치료하지 않아 재발하면 면역 기능에 문제가 생겨 위험한 병이 유발될 수도 있다. 대표적인 것으로 IgA신염(신장염)·교원병(몸 속 결합 조직에 광범위하게 염증과 변성을 가져오는 병의 총칭) 등을 꼽을 수 있다. 이들 질환은 치료가 매우 힘든 자가 면역 질환(자신의 면역 세포가 자신의 조직을 공격하는 질환)으로, 이를 앓고 있다면 특히 목감기에 걸리지 않도록 조심해야 한다. 바이러스에 의한 목감기는 잘 낫지만 세균의 침입으로 인한 목감기는 더욱더 위험하기 때문이다.

흔히 목감기에 걸리면 항생제를 많이 사용한다. 항생제는 세균에 의한 경우는 어느 정도 효과를 얻을 수 있지만 바이러스에 의한 경우

96

는 오히려 부정적인 반응을 가져올 수 있다. 항생제는 우리 몸의 면역
력을 저하시키는 약이기 때문이다.

　잦은 항생제 남용은 목에 있는 유산균을 죽게 해 이로 인한 방어력
을 떨어뜨리고, 때문에 다음에 더 쉽게 목감기에 걸리며 이후 또 항생
제를 사용할 경우 내성균의 생성으로 인해 결국 우리 몸의 방어력은
더욱 약해진다. 말하자면 항생제로 인한 악순환의 연속이 되는 것이
다.

　따라서 바이러스에 의한 목감기는 되도록이면 항생제의 사용을 피
하도록 하며, 세균성 감염이라 할지라도 항생제로 치료했다고 하여
모든 게 끝난 것이 아니다. 재발을 어떻게 막아내는가가 중요하다는
것을 기억하도록 해야 한다. 재발을 막는 길은 바로 평소 면역력을
높여 주는 것이다. 즉 유산균의 활동을 정상화시켜 잡균은 억제하고
우리 몸의 면역 기능을 높여야 하는 것이다.

　항생제는 염증을 줄일 수는 있지만 면역력을 높일 수는 없다. 그러
나 한약은 염증 제거와 아울러 면역력을 증강시키는 이중 효과가 있
으므로 약물 선택에 있어 현명함이 필요한 것이다.

편도선이 크면 수술을 해야 하나요

흔히 편도선을 말할 때 휴전선의 철책에 비유하고, 휴전선을 지키는 군인은 면역력에 비유한다. 이는 편도선이 우리 목구멍에 휴전선같이 버티고 있음으로써 외부에서 들어오는 이물질을 없애 주는 매우 중요한 역할을 하기 때문이다. 이렇게 중요한 편도선을 없애면 우리 몸은 휴전선의 어느 한 곳이 파괴된 것과 같지 않을까.

예전에는 편도선 제거 수술이 잦았는데 이유는, 첫째 만성적인 편도선 염증 때문이고, 둘째 '수술하면 감기에 덜 걸리지 않을까'라는 생각에서였다. 최근 연구 결과 편도선을 제거한다고 감기에 덜 걸리거나 약하게 걸리지도 않으며 합병증도 줄어들지 않았음이 밝혀졌다. 그런 탓일까, 요즘 병원에서는 예전처럼 무조건 편도선 수술을 권하지는 않는다. 그만큼 편도선의 중요성이 인식된 결과이다.

그러나 여전히 편도선염 치료의 대부분이 항생제와 해열제인데, 이것만 갖고서는 임시 방편의 치료는 할 수는 있어도 근본 치료는 될 수 없다. 오히려 항생제의 사용으로 인한 면역력 약화로 상황을 악순환으로 끌고 갈 수도 있는 것이다. 물론 커다란 편도선으로 인한 호흡 장애와 언어 곤란, 심장 비대, 수면 중 잦은 무호흡 증상 등이 나타나는 경우라면 어쩔 수 없이 제거해 주는 것이 옳지만 그렇지 않다면 충분히 스스로의 면역력을 키우면서 풀어 낼 수 있는 방법이 옳다.

수술을 하면 모든 문제가 해결되는가? 아니다. 수술을 하면 편도선이 담당할 면역 기능까지 다른 조직에서 부담하게 되어 2차적인 문제를 일으킬 수 있다.

한편 몸의 여러 조직 중 림프계는 우리 몸을 보호하고 성장시키기 위하여 어렸을 때부터 활성화된다. 이것이 약 10~12세 정도에 이르면 최대로 활성화되고 그 후 약간씩 줄어들어 18세 정도면 성인과 거의 같아져 안정을 찾는다. 그러므로 이 전까지는 우리 몸의 방어를 위해 림프 조직의 일부인 편도의 도움이 꼭 필요한 것이다. 따라서 성급하게 편도선을 절제하는 수술을 하는 것보다는 성인이 되어 안정을 찾을 때까지 참고 기다리는 여유가 필요하다고 할 수 있다. 하지만 어쩔 수 없이 수술을 했거나 편도선염에 자주 걸리는 아이는 급성기에 임시 방편으로 항생제나 해열제로 치료했더라도 치료 후에는 꼭 예방을 할 수 있는 한약과 운동 등의 양생법을 찾는 것이 올바른 방법이다.

성대

코와 목을 거쳐 정화된 공기는 소리를 내는 데에 관여하는 성문(glottis)이라는 좁은 구멍을 통과해야 하는데, 목(성대)은 연골성 벽이 인대와 근육으로 고정된 실린더와 같은 모습으로 이 성문을 보호해 준다.

너무 큰 목소리는 위험해요

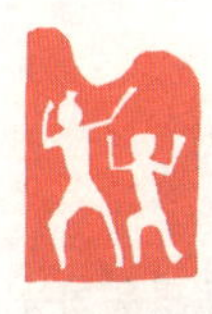

언제부터인가 대부분의 사람들이 노래방을 찾아가 스트레스도 풀고 노래 솜씨도 뽐내는 일이 잦아졌다. 또한 이 중 많은 사람들이 그때마다 감정에 취해 지나치게 소리 높여 노래 부른 후 변한 목소리로 인해 고생한 경험도 있을 것이다.

실제로 목소리를 내는 과정은 대단히 높은 에너지 소모를 필요로 하는 일이다. 말을 많이 하면 쉽게 배고픈 것도 이런 이유 때문인데, 이는 피로할 때 목소리가 변하는 이유와 같다.

일상 생활에서 목소리가 변하는 이유는 대부분 상기도감염으로 목 부위에 염증이 생겼을 때이다. 그 밖에 큰 목소리로 고함을 치거나 만성적인 피로 누적으로 목 근육이 피곤해질 때, 성대 결절·암 등이 생겼을 때, 여성들의 경우 생리 시기, 혹은 스트레스 역시 목소리가 변하는 요인 중 하나이다.

목소리는 얼굴색과 마찬가지로 피로와 매우 밀접한 연관이 있다. 목소리에 이상이 있는 사람 가운데 대부분이 피로를 동시에 가진 사람들인 경우가 많은데, 여기서의 피로란 우리 몸의 근육에 피로 물질이 지나치게 쌓여서 생기는 것을 의미한다.

소리를 내는 과정은 목 근육의 미세한 조정으로 이루어지므로 근육에 쌓이는 피로 물질은 목소리의 음색을 변하게 하는 중요한 이유가 될 수 있다. 따라서 목소리의 정상 발성과 발음이 곧 우리 몸의 건강을 체크하는 척도라는 생각을 가지고 이를 잘 보호해야 한다.

하지만 그 무엇보다 목소리를 보호해야 하는 가장 큰 이유는 목(성대) 세포는 한 번 손상되면 재생되지 않는다는 것이다. 따라서 고운 목소리를 지킨다는 것은 단순히 외관상으로의 문제가 아니라, 우리의 건강을 지키는 일이 되기도 하는 것이다.

> **Tip**
> 쉰 목소리를 좋게 하려면 이렇게 하세요

*감기에 걸리거나 성대를 혹사하여 목소리가 갈라지면서 따끔따끔 아플 경우 가능한 말을 삼가고 쉬면서 다음의 한방 요법을 병행하면 쉽게 치유할 수 있다. 특히 교사·가수·판매원 등은 눈 여겨 두면 좋을 것이다.

모과 10그램, 오미자 5그램, 도라지 10그램을 물 300시시에 1시간 정도 끓여 100시시로 잦아지면 이를 하루에 두 번 나누어 마신다.

모과는 근육 경련을 진정시키고 소염 진통의 효과가 있으며, 오미자는 신경 안정과 거담 작용을 해 주고, 도라지는 진해 거담 작용과 더불어 촉촉하게 해 주므로 쉰 목소리를 쉽게 가라앉힌다.

기관지

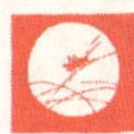

기관지는 주변에 점차 뿌리를 내려 '기관지 나무'를 형성한다. 이 기관지의 마지막 부분에 이르면 분비샘들은 거의 없어지고, 백혈구의 일종인 대식 세포(바이러스나 세균을 죽인다)의 활동으로 유입되는 이물질에 대한 살균, 방어 작용을 한다.

밤에 기침이 심해지는 이유

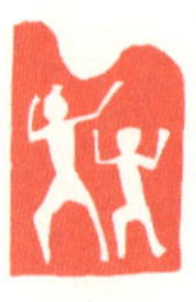 아이들이 기침을 하면 부모들의 걱정은 이만저만이 아니다. 특히 밤중에 하는 기침은 '혹시 큰 병에 걸린 것은 아닐까' 하고 밤잠을 설친다. 그렇다면 기침은 우리 몸에 나쁜 것일까? 결론부터 이야기하면 '그렇지 않다'. 기침은 기관지의 섬모가 이물질을 제거하는 과정에서 발생하는 정상적인 생리 과정이다. 그런데 왜 유독 저녁 시간에 기침이 더 많이 나올까? 여러 가지 원인이 있겠지만 먼저 몸 속 자율 신경의 역할에서 그 원인을 찾을 수 있다.

우리 몸은 낮에는 주로 교감 신경이, 밤에는 부교감 신경이 더 많은 일을 하는 경향이 있다. 이로 인해 밤에는 부교감 신경의 활동으로 콧물 분비량은 늘어나는 반면 섬모의 운동량은 줄어들며 기관지의 지름도 좁아져 이물질의 배출이 불리하게 된다. 그래서 기침을 많이 하여 이물질의 배출을 돕게 되는 것이다. 사실 기침은 나쁜 것만은

아닌데, 이는 유해 물질이 기관지나 목(인두)에 있을 때 이를 제거하는 몸의 생리적 방어 기전 중 하나이기 때문이다.

그 예로 감기를 앓는 중 기침과 가래가 시원하게 나오면 전문가들은 병이 심하지 않은 상태이거나 심한 상태에서 회복되는 과정으로 본다. 오히려 기관지에 염증이 있는데 가래나 기침이 잘 안 나오고 숨이 차는 것을 더 나쁜 증상으로 보는 것이다.

여기서 잠깐! 아이가 밤중에 기침을 많이 할 경우 기침을 멈추게 하는 손쉬운 방법을 찾아보자. 방안 온도를 적당히 맞추고, 수분 공급을 많이 해주고, 가습기를 틀어 방안 습도를 높여 주는 것이 그것이다. 이는 가래를 묽게 만들어 주는 방법이다. 만약 기침이 심할 경우 엄마 손으로 컵 모양을 만들어 아이의 등을 두드려 주어도 가래가 쉽게 나와 기침이 잘 멈춘다.

배즙을 많이 마시면 이래서 좋아요

*열이 나서 가슴이 답답하고 갈증이 날 때 배를 먹으면 이를 없애 준다.
*목이 쉬어 소리가 나지 않을 때 배즙을 먹으면 목을 안정시켜 준다.
*배에는 소화 효소가 많이 들어 있어서 소화를 촉진시켜 준다. 소화가 잘되면 가래가 줄어 기침도 준다.
*배는 기관지 계통의 질환에 효과가 있어서 감기, 해수, 천식, 담배를 많이 피우거나 술을 많이 먹는 이에게 좋다.

가래가 생기는 이유

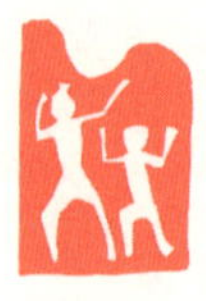 대기 중에 떠 있는 이물질인 바이러스·세균 등은 우리 몸의 코털에서부터 목, 기관지, 허파꽈리에 이르면서 이들 방어 기전에 의해 단계별로 제거된다. 다시 말해 콧물이나 가래 속의 여러 면역 물질이 이들을 없애는 일을 해 준다는 뜻이다. 이러한 이유로 이들이 미처 제대로 역할을 하지 못하는 경우, 우리 몸에서는 여러 가지 증상이 나타나곤 한다. 이를테면 감기에 걸렸을 때 가래가 끓는 것이 그것이다.

밤새 잠자리에서 아이가 그렁그렁 가래 끓는 소리를 내면 걱정이 앞서게 마련인데, 이는 안 좋다는 생각이 앞서기에 그럴 것이다. 그렇다면 가래가 반드시 우리 몸에 나쁘기만 한 것일까? 간단히 말하자면 꼭 그렇지만은 않다. 결론부터 이야기하면 가래가 나오는 것은 오히려 유익한 쪽으로 볼 수 있다.

가래란 호흡기에서 이물질을 청소하는 과정 중에 생기는 것인데, 그것이 코에서는 콧물이요 기관지에서는 가래인 것이다. 이런 가래의 95퍼센트는 수분으로 호흡기를 촉촉하게 만들어 주기도 하는데 하루에 약 30㎖/㎡ 정도 분비된다.

기침은 가래를 배출하는 정상 생리 반응이다. 오히려 가래가 끓고 있는데 기침으로 뱉어내지 못하고 기관지에 남아 있으면 문제가 된다. 가래는 기관지에서 목구멍까지 나오면 밖으로 뱉어내도 되고 위장으로 삼켜도 큰 문제는 생기지 않는다. 자꾸 삼켜서 속이 매스꺼워지면 뱉어내는 것이 좋다.

또한 감기를 달고 사는 아이나 노인이 오랫동안 호흡기 질환을 앓으면 콧물이 끈적끈적하게 되어 단순히 기침하는 것만으로는 가래 배출이 어렵다. 이때는 충분한 휴식과 지속적인 수분 공급, 기관지의 피로와 열을 풀어 주는 쪽의 약물도 사용해 보아 정상 섬모 활동을 회복하게끔 도와 주어야 한다.

잠깐! 거담제의 사용은 좀더 신중하게

기침을 많이 하던 아이의 기침이 없어졌다 함은 기관지 안에 생성되어 있던 가래가 제거된 것을 의미한다. 그렇다면 기관지에 생긴 가래를 우리 몸은 어떻게 처리할까? 사실 우리 몸은 그 자신이 가장 잘 안다. 이는 세포의 모든 활성화와 면역 반응을 위한 사소한 일까지도 몸의 자동 시스템에 의해 유지된다는 점에서도 알 수 있다. 때문에 인위적으로 가해지는 모든 요법에는 한계가 있을 수밖에 없다. 따라서 가래 끓는 기침에 진해제와 거담제의 사용은 일시적인 도움이 될 수는 있지만, 장기적으로는 사용하지 않는 것이 좋다.

진해제란 우리 몸의 이물질을 배출하려는 기침 반사를 억제하는 약이다. 그런데 이 때문에 몸 안의 이물질이 없어지지 않는다면 이물질은 기관지에 남게 된다. 그리고 객담 배출을 위한 거담제 사용도 자연스럽게 기관지 내의 섬모를 활성화시키는 것보다 좋다고는 할 수 없다. 무엇보다 좋은 것은 우리 몸 자체 내에서의 치유이기 때문이다. 하지만 이에 앞서 우리가 더욱 신경을 써야 할 부분은 치료보다 예방이라는 점을 잊지 말자.

허파꽈리

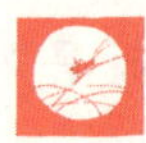

　이는 기관지의 마지막 부분으로 포도송이 모양의 공기 주머니를 일컫는데, 우리가 흔히 '허파꽈리'라고 부르는 것이다. 각각의 허파꽈리는 모세 혈관에 둘러싸여 있으며, 이들 사이에서 가스 교환이 이루어진다. 또한 대식 세포가 미처 걸러내지 못한 이물질을 처리한다.

폐활량을 키우세요

보통 평지에서 걸을 때는 잘 느끼지 못하지만 높은 산에 오르거나 과격한 운동을 할 때 숨이 차오르는 것을 느낄 수 있는데, 여기에는 '폐활량의 증가'라는 미묘한 차이가 숨어 있다. 이를테면 등산을 할 때 건강한 사람은 호흡 조절을 잘하면 쉽게 오르지만 운동이 부족한 사람은 헐떡이며 오르기 힘들어한다. 또한 운동을 처음 시작할 때 숨이 차서 고생하던 사람이 지속적인 운동으로 숨이 덜 차고 같은 운동량에도 편안함을 느낄 수 있음이 그것이다.

우리 폐에 공기를 가득 채웠을 때의 총 용량은 성인 남성은 약 6리터, 여성은 약 4.2리터이다. 그럼 이러한 차이를 유발하는 폐활량이란 무엇인가? 폐활량이란 한번 호흡으로 폐 안팎으로 이동될 수 있는 최대 공기량을 일컫는데, 평균적으로 남자 약 4.8리터, 여자 약 3.1리터 정도이다. 평상시 우리는 이 가운데 약 60퍼센트 정도를 사용하여 호흡을 하고 있으며, 나머지 40퍼센트는 예비용으로 가지고 있다. 이 예비용 40퍼센트는 우리 몸의 방어 작용에 사용되는데, 이는 환경의 변화에 적응하기 위하여 남겨 두는 비상 식량과도 같은 역할을 한다

운동을 통한 폐활량의 증가는 예비 용적을 높이는 결과를 가져오므로 힘든 조건에서도 견디어 낼 수 있는 힘을 비축하게 해 준다. 반면 폐활량의 감소는 그만큼의 운동 능력과 에너지 활력의 감소를 의미한다. 즉 폐활량이 약한 사람은 황사가 심할 때는 특히 주의해야 하는데, 이는 황사가 아이들의 DNA까지 영향을 미치기 때문이다.

따라서 심호흡을 통한 폐 전체의 환기는 좋은 공기를 저장할 수 있는 일종의 기회를 제공해 주는 것이며, 온몸의 에너지 효율을 높일 수 있는 방법이기도 하다. 이를 위한 방법의 하나로 복식 호흡을 꼽을 수 있다.

여기서 잠깐! 복식 호흡에 대해 알아보자. 복식 호흡이란 문자 그대로 풀어 보면 배 근육을 이용하여 횡격막을 수축·이완시키는 가운데 이루어지는 호흡을 뜻하는데, 이는 들숨에서 뱃가죽을 팽창시키고 날숨에서 뱃가죽을 수축시키는 숨쉬기이다. 따라서 복식 호흡은 배의 긴장을 줄여 아랫배로의 혈액 공급을 늘려 전체 혈액 순환을 좋아지게 하고, 폐에서의 산소 섭취량을 최대로 늘리기 위한 호흡법이라 할 수 있다.

평소에 복식 호흡을 자주 사용하면 몸 안의 혈액 순환이 왕성해짐과 아울러 마음이 평온하고 느긋해지며, 모든 일을 긍정적으로 생각하며 적극적으로 활동하게 된다. 이러한 장점은 곧 여유와 자신감으

로 이어지곤 한다.

특히 많은 두뇌 활동을 요하는 수험생·고시생·직장인 등은 복식 호흡으로 인해 놀라울 정도의 기억력과 집중력의 향상을 느낄 수 있다. 그러므로 처음엔 조금 어렵더라도 건강을 위해 차근차근 복식 호흡을 시작해 보는 것은 어떨까.

복식 호흡은 이렇게 하세요

*입을 다문 채 아랫배를 쑥 내민다는 기분으로 코로 숨을 들이마신다.
*4,5초 정도 숨을 참는다.
*불룩해진 뱃속의 공기를 코로 조금씩 내뱉되 천천히 3번 한다.
*눈을 감은 채 호흡을 하면 효과가 더 좋다.
*몇 번의 호흡 과정을 거치면 마음이 차분해지고 머리가 맑아진다는 느낌이 든다.
이 과정에 익숙해지면 아래의 단계에도 도전해 보자.
*입을 다문 채 아랫배를 쑥 내민다는 기분으로 코로 숨을 들이마신다.
*10~20초 정도 잠시 숨을 참는다.
*불룩해진 뱃속의 공기를 코로 조금씩 내뱉되 천천히 3번 정도 한다.
*처음의 과정보다는 조금 힘이 든다.
이 과정만 하루에 10분 정도 하면 머리도 맑아지고, 호흡에도 상당한 도움이 된다. 따라서 가슴이 답답해질 때 가끔씩 복식 호흡을 하게 되면 굉장한 편안함을 느낄 수 있다. 간혹 호흡을 하다 답답해지는 경우도 있는데, 이때는 코로만 내뱉지 말고 입으로도 천천히 내뱉으면 도움이 된다.

제 4 장
항생제에 범벅이 된 먹거리

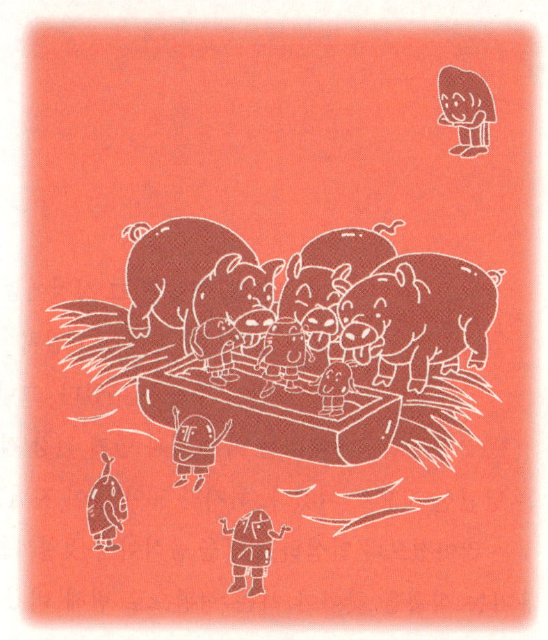

불확실성의 시대에 살아가다 보니
식단을 꾸미는 음식에
항생제와 농약을 얼마나 뿌렸는지,
그리고 유전자 조작에 의한 식품은 아닌지 따위도
확인해야만 하는 것이
또 하나의 우리 엄마들의 과제이다.

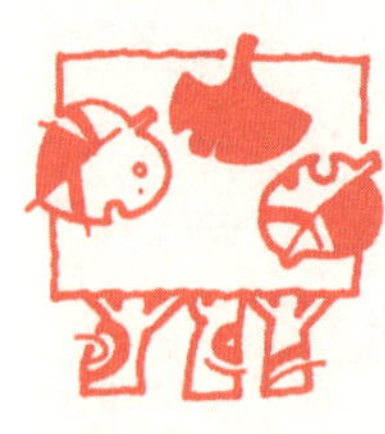 1970년 대, 어렵던 그 시절에는 각 집안의 밥상을 보면 잡곡밥에 된장국·김치·나물 등으로 소박한 식단이 주를 이루었다. 그럼에도 신선한 제철 채소를 먹는 것과 함께 건강 걱정을 하지 않는 것은 당연한 것으로 여겼다. 하지만 30여 년이 지난 지금, 오히려 먹을 것은 많아졌으나 안심하고 먹을 음식이 무엇일까를 걱정하고 값비싼 유기농 식품을 찾아야 하는 형편으로 변해 버렸다. 음식의 양적인 면에 있어서는 종류가 풍부해진데 반해 질적인 면에 있어서는 오히려 몸에 이로운 것을 가려먹어야 하는 문제가 대두된 것이다.

이러한 가운데 풍부한 식단을 꾸미는 데 필요한 각종 음식에 항생제와 농약을 얼마나 뿌렸는지, 아직 검증되지 않은 유전자 조작에 의한 식품은 아닌지, 여러 나라에서 어떤 방식으로 재배·수확된 제

품인지를 확인해야만 하는 엄마의 책임은 더 크다고 할 수 있다.

특히 고지방, 고칼로리 식단과 불규칙한 생활로 인한 폭식은 일부 계층에만 해당되던 비만 문제를 누구나 방심하면 걸릴 수 있는 병으로 만듦과 동시에 고혈압·당뇨·심장 질환 등 각종 성인병을 부를 수 있는 원인으로 생각하는 데 한몫을 담당하게 하였다.

바쁘다 보면 그냥 지나칠 수 있는 사항이고 가끔 흘러나오는 뉴스 속에서만 들을 수 있는 먹거리 이야기이지만 내 아이와 가족, 그리고 개개인의 건강을 위해서는 반드시 생각하고 넘어가야 할 문제가 아닐 수 없다.

항생제로 범벅이 된 먹거리

대부분의 선진국은 사료에 성장 촉진용 항생제 첨가를 금지시키는 방향으로 규제함과 동시에 수의사 처방에 의해 항생제 사용을 엄격히 제한하고 있다.

 실제로 생활을 하는 가운데 우리는 주위에서 어떤 식품에 항생제가 들었고, 어떤 문제가 있다더라 하는 이야기만으로도 놀라곤 하지만, 한편으로 설마 그럴까 하고 그냥 넘겨버리는 경우도 있다. 그러나 이 '한 편'의 보고서는 우리를 놀라게 했고, 우리의 믿음을 사라지게 했다.

2005년 10월 한 시민 단체에서는 축·수산 동물 약품(항생제) 실태 보고서를 발표했는데, 이는 전문 기관에서 발표한 연도별(2001~2004년) 항생제 판매 실적을 토대로 '항생제 오남용의 실태 분석과 외국의 동향'을 진단한 것이다.

이날 발표된 보고서에 따르면 현재 우리 나라 축산계에서 사용하는 항생제 사용량은 연간 평균 1,541톤으로 이는 축산물 생산량이 우리 나라의 1.2배 정도인 덴마크가 연간 94톤 사용하는 것과 비교하면

118

16배(대략 1,000톤)나 많은 것이고, 축산물 생산량이 우리 나라의 2배 정도인 일본의 연간 1,084톤에 비교해도 1.5배(500톤)나 많은 수준이어서 전체적으로 우리 나라의 축산물에 항생제 남용이 심각한 수준임을 알 수 있다.

또한 외국의 항생제 사용 규제 동향을 보면, 대부분의 선진국은 사료에 성장 촉진용 항생제 첨가를 금지시키는 방향으로 규제함과 동시에 수의사 처방에 의해 항생제 사용을 엄격히 제한하고 있음을 밝히고 있다. 국제적으로 진행되고 있는 이런 항생제 사용 금지 조치는 가축의 항생제 내성균이 사람에게까지 영향을 미쳐 각종 질병 치료를 어렵게 할 우려가 있다는 전제 하에 실시된 것으로 나타나고 있다.

다른 나라에 비해 우리 나라가 식용 축·수산물에 엄청난 양의 항생제를 사용하고 있음은 실로 놀라운 일이다. 최근에는 항생제 섞은 설탕을 먹인 꿀벌로 인해 시중에 유통되고 있는 벌꿀 제품에서도 항생제가 검출되었다는 보도까지 나온 바가 있는데도, 우리는 그 사실을 인식하지 못하고 있을 뿐만 아니라 날마다 항생제로 버무려진 음식을 먹고 있다. 이렇게 된 이유는 무엇일까?

여기서 잠깐! 우리의 먹거리에 대해 생각해 보자. 우선 병충해 방지를 위해 많은 양의 농약을 논밭에 뿌린다. 뿐만 아니라 출하를 앞둔 과수 농가나, 축산 업계 역시 각 과실이나 축산업의 생산량 증가 및 각종 질병을 이유로 들어 항생제를 사용한다. 이는 양식 어장 역시 예외가 아니다. 물론 모든 농가와 축산, 수산업계가 이렇다는 것은 아니다.

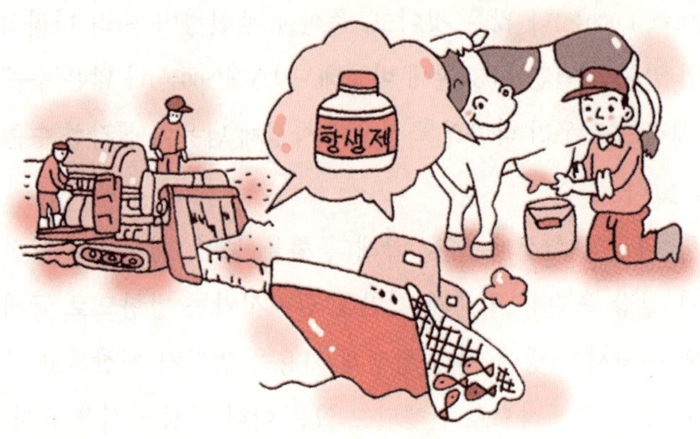

  좀더 친환경적으로 재배, 사육하고 있는 곳도 많지만 대량의 식품을 생산하기 위해서는 이런 항생제에 대한 유혹을 떨치지 못하고 있는 쪽의 심각성이 더 크기 때문에 계속적으로 문제가 대두되고 있는 것이다.

  더욱이 무분별하게 수입되는 외국 농·수·축산물의 정확한 실태가 조사되고 있지 않기 때문에 실제 그것을 이용하는 우리 스스로에게 더 큰 주의가 요구되는 것이다.

  이런 점에 비추어 볼 때 '항생제는 감염성 질환에 효과가 있다' 그리고 '소량의 항생제 사용은 성장 촉진에 도움이 된다'는 보고는, 실로 축산업계에 엄청난 이슈가 되었고, 이후 대부분의 축산업계에서는 소량의 항생 물질을 첨가한 복합 사료를 가축에 먹임으로써 성장 촉진 및 생산을 늘리기 위한 노력을 들이게 되었다.

  그러나 그럼에도 불구하고 이러한 항생제로 인한 성장 촉진의 효과는 점차 감소하는 추세이다. 아마도 오랫동안 항생제 사용으로 나타난 내성균 증식의 결과인 듯하다.

120

　이는 단순히 성장 촉진 효과의 감소뿐만 아니라 우리가 우리의 식
탁에 오르는 음식물마저 믿을 수 없는 상황을 불러왔다. 결국 수고로
움을 줄이고자 시작한 항생제의 사용이 두 배의 수고로움을 불러 온
것이다.

우리 몸을 지키는 유산균

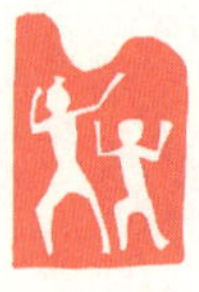 유산균은 우리 몸에 어떠한 영향을 미칠까? 이들은 우리 몸에서 자신들의 먹이를 섭취하고, 우리 몸은 이들이 만들어 내는 여러 물질을 몸 속 에너지원으로 이용하므로 이들은 공생 관계를 이룬다. 그렇다면 이 유산균들은 언제부터 관계를 맺어 왔을까?

엄마의 자궁에 있을 때 우리 몸은 무균 상태이다. 다만 아기집을 통해 엄마에게서 항체를 받아 미약하나마 면역력을 갖고 태어나게 되지만, 자신의 몸의 진짜 면역을 배우는 시기는 분만 시 산도를 통과하면서부터이다. 이때 태아는 엄마 질 속에 있던 세균과 직접 접촉하게 된다.

출생 후 하루가 지나면서부터 몸에서는 유해균과 유산균(유익균) 간의 경쟁이 벌어지기 시작하는 것이다. 모유를 먹으면서부터 비피더

스균은 장내 세균의 대부분을 이루어 이때부터 장내 세균들은 서로 안정된 균형을 이루게 된다.

한편 우리 몸으로 들어오는 길인 피부·코·구강·소장·대장·요도 등에는 많은 수의 면역 세포가 있다. 이곳 또한 셀 수 없을 정도의 많은 유산균이 존재한다. 피부에 사는 유산균은 피부에서 분비되는 기름 성분이나 각질을 먹이로 하여 생존하면서 다른 병원균이나 곰팡이, 바이러스의 침입을 막아 주고, 대장에 사는 유산균은 소장에서 소화 흡수되고 남은 찌꺼기를 분해하여 먹고산다. 그리하여 장 점막의 면역계를 활성화시켜 몸에 해로운 세균의 번식을 막고 영양분을 공급하는 것이다. 따라서 비누 목욕을 자주 하거나 오랜 기간에 걸친 항생제 사용은 몸의 유산균에 영향을 미쳐 각종 질병을 유발하는 원인이 되기도 한다.

유산균은 우리 몸에서 첫째 장내 감염 예방 및 면역 증진, 둘째 각종 비타민의 합성, 셋째 장 운동의 조절 및 장 안에서 유당의 흡수를 촉진시키는 등의 역할을 수행한다.

여기서 주의 깊게 생각해야 할 것은 제왕 절개 수술로 인한 항생제 사용이 우리 몸에 미치는 영향이다. 이때 사용하는 항생제로 인해 태어나면서 유산균의 보호를 받지 못할 경우 아토피 등의 알레르기 질환을 일으킬 수 있기 때문이다. 특히 장 내부는 부패균이 우세해지면 유해 물질이나 발암 물질의 생산이 증가하게 되어 반복되는 설사와 변비, 장내 면역력의 소실로 잦은 감염성 질환을 겪게 된다.

이렇듯 유산균은 우리의 건강을 쥐고 있는 열쇠라 할 수 있다. 따라서 이들과의 조화를 깨뜨릴 수 있는 생활은 되도록 멀리 하는 것이 노화도 예방하고 건강을 유지할 수 있는 비결이 되는 것이다.

전통 음식과 친해지자

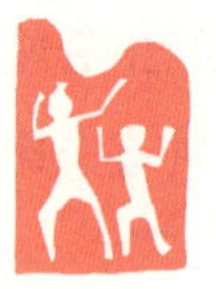

'보릿고개', '굶기를 밥먹듯 한다'. 이는 참으로 어렵고 배
고팠던 시절을 표현한 말이다. 얼마나 배고픔에 한이 맺혔
으면 이런 말이 생겼을까? 먹을 것이 부족했던 그 시절을
보낸 할머니들은 아이들이 밥을 잘 먹고 통통하게 살찐 모습을 보면
흐뭇해한다. 이는 어쩌면 대리 만족일 수도 있을 것이고, 당신들은
비록 어렵게 살았지만 손주들만이라도 밥 잘 먹고 건강하게 살아가기
를 바라는 자식에 대한 내리사랑일
수도 있는 것이다.

한편 바쁜 현대 생활은 우리의
식생활에도 커다란 변화를 불러왔
다. 육류와 패스트푸드 음식을 선
호하여 성인병이 많아지게 된 것이

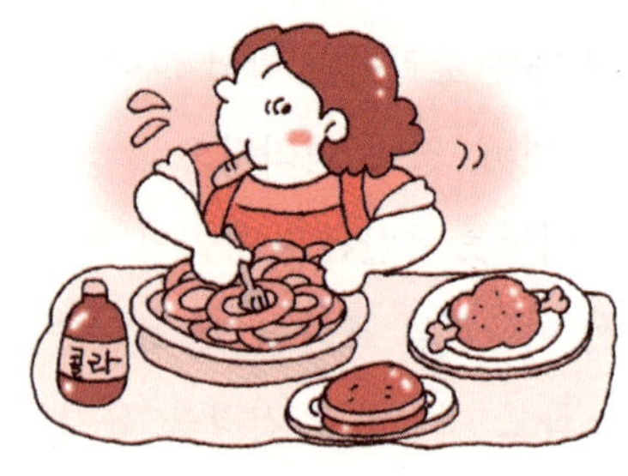

다. 이에 따라 서양 의학에서도 세균과 바이러스에 국한되어 있던 질병의 원인에 대한 시각이 음식과 생활 환경에까지 확장하게(한의학에서는 2000년 전부터 원인으로 생각했음) 되었는데, 이는 참으로 바람직한 변화가 아닐 수 없다.

질병을 바라보는 시각이 음식과 생활 환경에까지 확장되면서 바른 먹거리와 올바른 식습관에 대한 관심이 증대되고 있으며, 전통 음식에 대한 가치 또한 새로이 조명받고 있다.

그렇다면 건강한 삶을 위한 시각에서 우리의 전통 음식은 어떤 가치를 가지고 있을까?

얼마 전 미국의 건강 전문지 〈헬스〉에서는 세계 5대 장수 식품을 선정했는데, 한국의 김치가 이에 속한다. 5대 장수 식품의 특징을 살펴보면 모두 장을 튼튼히 하는 음식이라는 점이다. 이는 곧 장수하는 사람들은 장이 튼튼한 사람이라고 이야기해도 무리가 없는 것이고, 건강하게 오래 살고 싶다면 장을 튼튼하게 유지하도록 노력해야 한다는 것을 보여 주는 것이라 할 수 있다.

그렇다면 장을 튼튼하게 하기 위해서는 어떻게 해야 할까? 장을 튼튼히 하기 위해서는 적절한 식이 섬유의 섭취와 장내 유산균의 활성화가 강조되는데, 우리의 전통 음식은 위의 두 조건을 모두 충족시키는 데서 만점이라 할 수 있다. 이러한 이유로 보다 건강한 삶을 위해서는 우리 고유의 전통 음식에 새롭게 관심을 가질 필요가 있다.

전통 음식은 다음의 장점이 있다.

첫째, 발효 원리를 이용한 발효 식품이다.

갖가지 종류의 김치와 젓갈류, 된장·고추장·청국장 등이 그것이다. 발효 식품에는 유산균이 다량 함유되어 있는데, 특히 대표적인 발효 식품인 김치에는 요구르트의 4배에 해당하는 유산균이 들어 있다. 유산균은 앞서도 잠깐 살펴보았지만 우리 몸의 면역 기능을 증가시켜 건강과 수명 연장에 도움이 되는 유익한 균이다.

둘째, 식이 섬유의 섭취가 용이하다.

우리의 전통 음식에 사용되는 나물류는 세계 어느 나라에서도 그 유례를 찾아보기 힘들 정도로 다양하다. 생산지도 산과 들, 바다와 강을 아우르는 다양한 곳들이다. 곡류와 나물, 싱싱한 채소 위주의 우리 전통 식단은 식이 섬유의 보고라고 해도 과언이 아닐 것이다. 제철 과일과 나물, 텃밭에서 가꾼 싱싱한 채소는 식이 섬유를 제공할 뿐만 아니라 풍부한 비타민과 무기질을 제공하며, 채소에 젓갈을 넣어 발효시킨 각종 김치는 겨울에도 비타민과 무기질, 식이 섬유와 함께 풍부한 유산균을 제공하는 음식이다.

이때 식이 섬유는 유산균의 서식처가 되며 노화 방지의 효능까지 함께 가지고 있다.

식이 섬유의 하루 필요량이 25~35그램인데 비해 우리가 실제 섭취하는 식이 섬유의 양은 여기에 턱없이 못 미치는 양이다. 그러므로 몸에 이로운 유산균을 활성화시키고 장을 튼튼히 하는 식이 섬유를 많이 섭취하기 위해서는 우리 고유의 전통 음식과 많이 친해져야 한다.

김치와 된장, 청국장 그리고 제철 과일과 채소를 아이들에게 충분히 섭취하게 하여 면역력을 높여 주면 감기를 예방하는 데 으뜸이 될 수 있다.

*위장의 포만감 유발로 식욕을 억제한다.

*음식물의 소장 통과 속도를 빠르게 하여 영양소의 흡수율 저하로 비만을 예방하고 배변량을 증가시킨다.

*콜레스테롤 흡수 억제 및 혈청 지질을 감소시킨다.

*장내 나쁜 물질의 생성을 억제하며, 이들의 배설을 촉진함으로써 유익한 장내 세균이 증식할 수 있는 환경을 제공한다.

*노화를 방지한다.

해결책을 찾아보자

 사실 각종 먹거리에 항생제가 사용된다는 사실은 여러 매체를 통해 익히 알려진 바이다. 다만 여기에 대한 심각성은 항생제 남용이 국소적인 병원 내의 문제라면 범위가 작으므로 그 해결책을 쉽게 찾을 수 있겠지만, 이것이 우리 일상 생활과 접한 부분이므로 그 범위는 굉장히 넓다는 데에 있다.

항생제 내성균으로 인해 큰 병 없이 자라던 아이가 사소한 질병과 이것을 치료할 수 있는 약물이 없어 목숨을 잃는다고 하면 정말로 끔찍하다. 또한 이것이 일상 생활에서 섭취한 음식에서 비롯될 수 있다고 하면 더욱 무서운 일이 아닐 수 없다.

항생제 사용으로 인한 재앙으로부터 벗어나는 최선의 방법은 항생제를 먹지 않는 것이지만 실제로 이는 쉬운 일이 아니므로 최소한 이를 남용하는 것만이라도 방지해야 한다.

　이에 대한 해결책은 첫째, 정부가 나서서 항생제 사용에 관한 기준을 마련해 주어야 한다. 의약품으로 사용되는 것과 농·축산물에 사용되는 것, 여러 식품에 첨가될 수 있는 안전 기준 등을 명확하게 파악하여 하루 빨리 이것이 현실적으로 적용될 수 있어야 한다. 다시 말해 수의사의 처방 하에 가축에 항생제가 사용된다든지, 기존에 항생제를 사용하던 농축산가에는 충분한 계도와 이점을 주어 다른 방법을 찾게 한다든가 하는 등의 제도적인 장치를 마련해 주어야 한다는 것이다.

　얼마 전 미국의 M사가 무항생제 육류로 햄버거를 만든다고 천명했듯이, 국내에서도 육류와 관련된 기업들의 판매 전략이 바뀌어야 할 필요성이 있다.

　둘째, 사회적인 관심 역시 중요하다. 각각의 교육 시설에서 자라나는 아이들에게 항생제에 대한 장단점과 이에 대응할 수 있는 방법을 미리 교육하는 것도 중요한 일이다. 또한 부모들이 조금 비싼 가격을 감안하더라도 되도록이면 일반 식품보다 유기농 식품을 더 우선 순위로 장바구니를 채우는 것도 한 방법이 된다. 사는 곳이 시골인 경우 당연히 제철 채소나 과일을 보다 쉽게 수확할 수 있으니 이보다 더 좋을 수는 없겠다.

　농가에서도 천적을 이용한 '해충 방제법'을 도입하거나 축산가에서는 우사·돈사·축사 등을 친환경적인 방법으로 개량하는 것도 필요하고 거기에 알맞은 대안을 자꾸 찾아볼 필요가 있다.

　셋째, 이러한 방법 가운데에도 정 안심이 안 된다면 '직접 재배 방식'을 택해 본다. 주말 농장이나 텃밭을 이용하여 채소와 과일을 유기농으로 키워서 먹는 것도 한 방법이 될 수 있지만, 그것이 여의치

않으면 집안이나 옥상에 작은 화분이나 물통을 이용한 '수경 재배법'
도 좋다. 집안의 작은 공간을 활용한다면 적은 돈에 자신의 노력만으
로 식탁에 오르는 음식 중 일부는 유기농으로 먹을 수 있다.

그러나 무엇보다 중요한 것은 항생제를 취급하는 사람의 마음이다.
항생제를 다루는 사람들이 나의 가족이 이 식품을 먹는다 생각하고
사용을 한다면 이것만큼 좋은 일은 없을 것이다. 또한 제도적으로
기준점이 충분히 보장되어 안전성이 확보된다면 앞으로 항생제 남용
으로 인한 가공스러운 일은 벌어지지 않으리라 확신한다.

제 5 장
마법의 탄환 항생제

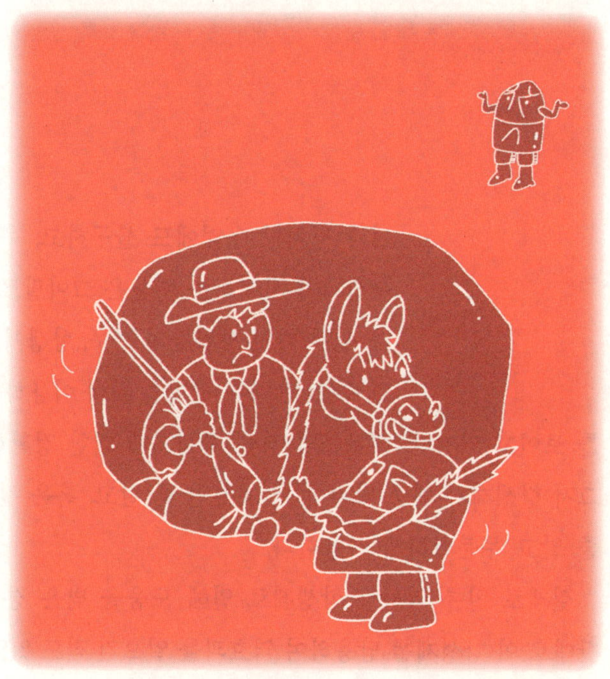

항생제 위주의 질병 치료는 우리 몸에 손상을 주어
오히려 체내 면역계의 균형을 깨뜨려
해당 질병을 제대로 치료하지 못하게 만들 수 있음을
늘 유의하여야 한다.

여러 각처의 우려에도 불구하고, 우리 생활에서 항생제가 차지하는 비율은 그야말로 어마어마하다. 일부 깨인 사람들의 경우, 항생제 대신 대안이 될 수 있는 다른 방법을 찾아 이용하는 등의 면모를 보이고 있지만, 대부분의 경우 항생제에 대한 정확한 지식 없이 그저 항생제가 해충 박멸 등에 제일인 줄 알고, 혹은 질병에 제일인 줄 알고 무분별하게 사용한다.

실제로 인류 역사상 항생제로 인해 도움을 받은 경우도 있었고, 반대로 이 항생제를 남용하여 역효과를 일으킨 적도 있었다. 즉 항생제를 사용한다 해서 무조건 나쁘다는 것도 아니고, 그렇다고 하여 항생제를 사용하는 것이 좋다는 것 역시 아니라는 것이다. 그렇다면 대체 항생제는 우리에게 어떤 존재인가?

항생제는 축복인가 재앙인가

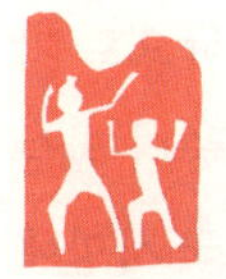 2006년 2월 건강보험심사평가원은 전국 1만 2,259곳 병·의원의 급성상기도감염에 대한 항생제 처방률 현황을 공개하였다(www.hira.or.kr). 공개된 자료를 바탕으로 의료 기관별 사용량을 살펴보았을 때, 항생제를 거의 사용하지 않는 의원도 있지만, 이 중 가장 많이 사용한 곳은 99퍼센트로 무려 100명의 감기 환자 중 99명에게 항생제를 처방한 것으로 나타났다. 이는 실로 충격적인 결과이다.

전체적인 동네 의원의 평균 사용률은 62퍼센트로 나타났고, 병원은 52퍼센트, 종합 병원은 48퍼센트, 전문 병원은 45퍼센트로 발표되었다. 이는 2005년 3,4분기 종합 병원, 병·의원의 급성상기도감염에 대한 항생제 처방률에만 국한되어 나온 결과이며, 더욱이 동네 의원의 평균 비율만 놓고 따져 보아도 이는 미국 43퍼센트, 네덜란드 16퍼

센트, 말레이시아 26퍼센트에 비해 훨씬 높은 수치이다.

이에 의사 단체는 진단명상의 상기도감염이란 항목 아래 다른 여러 질환이 있을 수 있고 단순 항생제 처방률로 좋은 병원, 나쁜 병원을 구별하게 한다는 주장을 하고 있지만, 그럼에도 발표 자료는 병·의원에서의 항생제 처방이 남용되고 있음을 보여 주고 있다. 이는 2000년 의약 분업의 목적 중 하나인 '의약품의 오남용을 막자'는 취지를 무색하게 할 정도이고, 'OECD 국가 중 항생제 사용량이 가장 많은 나라'라는 불명예를 안게 되었다.

항생제 사용량의 증가는 내성균의 증가를 초래하여 치료 효과는 점점 더뎌지고, 더욱이 내성균의 전파로 인하여 항생제를 투약한 환자뿐만 아니라 환자 주변인들에게 피해가 증가하고 있다.

한 예로 '슈퍼박테리아'라고 불리는 'MRSA(제2세대 메티실린 내성 황색포도상 구균)의 출현'을 들 수 있다. 이 세균은 다제내성균으로 기존 어떤 항생제에도 이겨낼 수 있는 내성을 지니고 있어 중증의 만성 환자들이 사소한 감염성 질환에만 노출되어도 이로 인해 결국 사망에 이르게 되는 원인이 된다는 것이다. 그런데 더 큰 문제는 이것이 병원 내뿐만 아니라, 일반 생활을 하는 사람들에게도 나타난다는 점이다. 대체 이러한 일들은 어디서 기인한 것일까? 이는 항생제의 매력에만 빠져 있는 동안 세균이 항생제에 대한 내성을 서서히 만들어 가는 것은 보지 못한 데에서 찾을 수 있다.

일반 병·의원에서 사용되고 있는 항생제는 내성균을 길러내고, 강력한 항생제일수록 정상 유익균은 없애면서 더 강력한 내성균을 길러낸다. 이렇듯 강한 내성균은 간단한 질병에 치료하는 항생제를 무력화시켜 항생제를 사용해도 잘 낫지 않으며, 이로 인해 질병을 더 악화시키는 상태로 만든다.

또한 병·의원에서 사용하는 양보다 많은 항생제가 우리의 식탁에 오르는 각종 농산물, 수산물, 축산물에 사용되고 있음에도 우리는 아무 거리낌없이 먹으며 생활하고 있지 않은가.

여기서 잠깐! 이런 현실에서 전 세계보건기구의 이종욱 사무총장의 말은 되씹어 볼 필요가 있다.

사스(sars)나 인플루엔자 같은 신종 전염병의 위기가 조만간 들이닥칠 임박한 재앙이라면 항생제 내성의 위기는 그 뒤에 닥칠 재앙입니다. 그러나 재앙의 강도는 항생제 내성의 그것이 훨씬 광범위하고 심각할 것입니다.

처음 발견 당시 기적의 약물, 마법의 탄환이라 찬양 받던 항생제가 이제는 기적을 파괴하는 죽음의 탄환으로 점점 변하고 있다. 그렇다면 왜 시간이 지날수록 우리가 예측하지 못했던 결과가 나타나는 것일까? 항생제의 과다 사용으로 생기는 내성균은 어떻게 만들어지고 어떠한 방법으로 항생제를 무력하게 만들까? 항생제가 박멸하고자 하는 세균은 또한 어떤 생물들인가? 현재 의학계가 당면하고 있는 이런 과제들을 한의학에서는 어떤 관점에서 접근하고 있을까? 이런 물음에 대한 해답을 얻기 위해서 항생제의 발견과 성장 과정, 세균이 정말 우리에게 어떤 존재인지에 대해 살펴보자.

마법의 탄환 항생제

마법의 탄환이 전염병에서 보여 준 엄청난 치료 효과는 생활 환경에서 오는 질병에도 활용될 수 있다고 믿게 만들었고, 이는 곧 항생제는 '만병 통치약'이라는 통념을 심어 주게 되었다. 하지만…

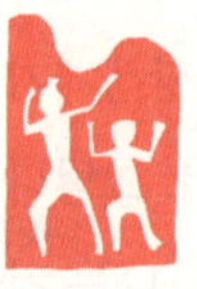

1928년 어느 날, 플레밍은 의학사에 길이 남을 획기적인 발견을 하게 된다. 휴가를 다녀오느라 깜빡 잊고 실험실에 그냥 두고 갔던 포도상 구균 배양 접시가 푸른곰팡이로 뒤덮인 상태로 그 안의 포도상 구균이 잘 자라지 못하고 있었다. 그냥 버리려던 순간, 문득 화농균이 푸른곰팡이로 인해 잘 자라지 못하는 것이 아닐까 하는 생각이 들어 푸른곰팡이만을 분리하여 실험한 결과 여기서 분비되는 물질이 세균을 억제한다는 사실을 알아내게 된다.

이것이 최초의 항생제인 '페니실린'이 발견 된 일화이다. 물론 어느 정도 이야기가 첨가되었겠지만 이 연구를 시작으로 플로리와 카인에 의해 페니실린이 대량 생산됨으로써 의학계는 일반인들에게 '의학이 감염성 질환을 완벽하게 치료할 수 있다'는 확신을 심어 줄 수 있게 된다.

1910년 에를리히는 질병의 원인이 되는 미생물에 사용할 수 있는 마법의 탄환을 갖고자 노력하였고, 그 결과 '화합물 606(살바르산)'을 발견한다. 초기의 살바르산은 비소와 염료 화합물로 매독을 치료한다고 공언하였으나 엄청난 부작용을 유발하여 그 후 많은 환자들의 목숨을 앗아가 역사 속으로 사라지게 된다.

그 뒤를 잇는 플레밍의 페니실린에 대한 연구 논문과 이를 활용한 플로리와 카인의 노력은 그 동안 수많은 과학자들이 찾아 헤매던 '마법의 탄환'을 손에 넣는 계기가 된다. 이 마법의 탄환이 전염병에서 보여 준 엄청난 치료 효과는 생활 환경에서 오는 질병에도 활용될 수 있다고 믿게 만들었고, 이는 곧 항생제는 '만병 통치약'이라는 통념을 심어 주게 된다. 특히 제2차 세계 대전에서 연합군은 독일군보다 먼저 페니실린을 실전에 사용하였고, 이는 총탄으로 인한 감염성 질환에 빠른 치료 효과를 보여 주어 승리에 도움을 주었으므로 진짜 '마법의 탄환'이라는 소리를 듣게 된다.

이러한 역사를 지닌 마법의 탄환에 대한 개발 속도는 현대에 들어 점차 떨어지고 있다. 아직도 사람들은 엄청난 돈을 들여가며 몸에 부작용이 없는 항생제를 개발하려 노력하고 있으나 교묘한 세균은 이를 막을 수단을 공고히 하며 자신들의 영역을 확장하고 있다. 천문학적인 개발비와 연구 노력을 단시간 내의 유전자 변이를 통해 휴지 조각으로 만들고 있는 것이다.

세균의 발견

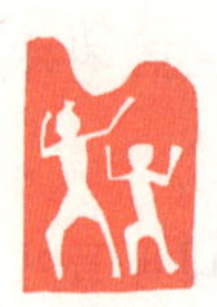

그렇다면 이 항생제로 치료하고자 하는 눈에 보이지도 않
는 아주 작은 미생물인 세균은 어떻게 발견된 것일까?
1674년, 평소 안경 렌즈에 관심을 가지고 있던 레벤후크는
현미경을 만들어 주위를 관찰하기 시작한다. 그는 우연한 기회에 빗
물 속에서 움직이는 작은 생물(세균)의 모습을 보게 되고, 이후 그는
온갖 종류의 사물에 더 큰 관심을 갖게 된다. 그리고 마침내 세균의
정확한 모습을 관찰한 그는 그 모습을 그림으로 그리고, 거기에 대한
설명까지 덧붙여 영국왕립협회로 보냈고, 이 공로를 인정받은 그는
이후 이 협회의 특별 회원이 된다.

이렇게 미생물의 세계를 최초로 관찰한 레벤후크는 뒤이어 나올
연구자들의 미생물 연구에 커다란 동기를 제공하였고, 아울러 이때
동봉하여 보낸 그림들은 실제 미생물들과 거의 같은 것으로 밝혀져

138

그의 꼼꼼한 연구 결과는 더욱 극찬을 받게 된다. 하지만 이 당시의 레벤후크는 이런 미생물들과 질병과의 상관 관계를 알 수는 없었고, 단지 하느님이 만들어 낸 아주 조그마한 창조물을 유일하게 자신만이 보았다는 자부심을 가졌을 뿐이다.

고대의 아리스토텔레스는 '자연 발생설'을 주장하였는데, 이는 생물이 자연적으로, 그리고 우연히 무기물로부터 발생한 것이라는 의미이다. 즉 생물이 생명이 없는 물질로부터 자발적으로 생길 수 있다는 것이다. 실제로 고대인들은 곤충이나 개구리·뱀장어 등이 그들이 살던 진흙 속에 있는 물질에서 자연적으로 생겨난다고 믿었다.

중세 시대에는 치즈와 빵 조각을 천에 싸서 어두운 구석에 몇 주일 놓아 두면 천 속에 쥐들이 있음을 보고 쥐가 천에서 생긴다고 생각했고, 썩은 고기에서 구더기가 발견되는 것을 보고 구더기가 거기서 나온 것이라 생각하며 이러한 자연 발생설을 더욱 믿게 되었다. 그러나 이런 믿음은 18세기 이후 과학적인 증명으로 뒤집히게 된다.

17세기는 자연 발생설이 여전히 신봉되고 있었다. 레디는 부패한 고기에서 구더기와 파리가 생긴다는 생각은 잘못된 것이라는 것을 실험으로 제시한다.

18세기 초 스팔란차니가 미생물이 자연 발생한다는 주장에 대한 반박 실험을 하였음에도 불구하고 여전히 자연 발생설은 위력을 가지고 있었다.

18세기 중엽 이러한 자연 발생설에 대한 논쟁은 더욱 활발히 이루어졌다. 이 논쟁은 19세기 후반 파스퇴르 대에 와서야 완전히 끝을 맺게 된다. 그가 행한 유명한 실험은, 끓인 고기즙에 공기는 통하면서 미생물이 들어가는 것을 막을 수 있는 S자형(백조의 목 모양) 플라스크를 이용한 것으로, 실험 결과 미생물의 자연 발생이 공기 속의 포자가 침입하여 번식한 것에 지나지 않는다는 것이 증명되어 자연 발생설은 완전히 무너지게 된다. 이러한 그의 정열적인 노력은 이후에도 미생물학과 의학에까지 큰 영향을 미친다.

자연 발생설 속에 숨어 있던 미생물이 점차 질병의 원인 물질로 확신을 받던 가운데, 19세기 중엽 리스터는 파스퇴르가 언급한 공기 중에 있는 미생물이 상처에서 보이는 감염의 원인이라고 주장하고, 이런 미생물에 감염되지 않게 하는 방법으로 소독제를 개발하게 되어 수술로 인한 감염을 획기적으로 줄일 수 있었다.

19세기 말, 파스퇴르와 함께 미생물학의 기틀을 만든 코흐는 감염성 질환이 미생물에 의하여 일어난다는 사실을 밝혀 낸다. 그는 한천 평판 배지를 개발하였고, 이후 이 평판 배지를 이용하여 세균을 순수 배양하여 점차 질병을 유발하는 여러 미생물들을 알아내기 시작한다. 그 결과 그는 탄저병의 원인균을 순수 배양하였고, 그 후 결핵균·콜레라균 등을 차례로 발견한다.

이런 결과들은 점차 사람들의 머릿속에서 '질병이 죄의 대가나 부정한 기운에 의한 것'이 아니라 '예측 가능한 과학의 힘으로 원인을 알아낼 수 있는 것' 또한 '치료할 수 있다'는 생각을 심어 주는 계기가 된다.

한편 1674년 레벤후크의 현미경 속에서 놀던 작은 미생물들은 오늘날에 와서 우리 몸의 질병을 일으키는 적이 되어 버렸다. 이전 시기의 과학자들이 그러했듯이 20세기 과학자들은 이제 '적을 박멸하기 위한 탄환을 만드는 일'에 총력을 다하고 있다. 세균 또한 이에 맞서 재무장하고 있다. 중세 시대에 신의 뜻이라 생각한 흑사병이 막상 작은 미생

물이 원인이었고, 오늘날 이를 박멸하기 위해 무기인 항생제를 개발
하였으나 생명체인 미생물은 더 강력한 대응(내성을 키움)을 하고 있다
는 것과 같은 의미인 것이다.

지구에서 세균이 살아가는 방법

세균은 이미 우리 일반인들조차 잘 모르는 나노 기술을 익히고 있고, 이를 기반으로 어떤 컴퓨터나 정밀 기계보다도 훨씬 복잡하고 다양한 행동으로 먹이를 탐지하거나 생존하는 방법을 펼치고 있다.

생명체에서 성(性)이 나뉘어진 이유는 유전자의 다양성을 확보하려는 진화의 결과이다. 이는 무성 생식은 주위 환경이 불리해지면 전멸할 수 있지만 유성 생식은 다양한 유전자 교환으로 여러 환경 조건에서 생존할 수 있다는 점에서도 알 수 있다.

세균은 교묘하게도 무성 생식과 유성 생식의 방법으로 유전자를 교환한다. 예를 들어 길거리에서 푸른색의 머리카락을 가진 사람과 부딪히면 곧바로 내 머리카락도 푸른색으로 변하는 즉각적인 것과도 같은 것이다. 세균은 항시 이런 우연적이면서 다양한 유전자 획득에

힘을 기울인다. 주위 환경으로 자신의 유전자를 흘려 보내기도 하고, 또 주변에 죽어 있는 세균의 유전자를 받아들이기도 하며 항생제에 대한 내성을 키우는 것이다.

한편 세균은 생식에 필요한 염색체 외에 '플라스미드(plasmid)'라고 불리는 여분의 DNA 가닥을 가지고 있다. 플라스미드에는 약물 저항성이나 암수를 결정하는 성 결정 인자 등 다양한 유전 정보 등이 포함되어 있다. 그러므로 세균끼리 접합을 하면 플라스미드에 저장된 비타민을 합성하는 능력이나 특정 항생제에 대한 내성인자, 다양한 환경 변화에 적응하게 하는 형질 등 자신만이 갖고 있던 능력을 다른 세균에 모두 전해 주게 된다. 이런 방식의 유전자 교환은 실로 오랜 세월에 걸쳐 생존을 위해 그들 스스로 만들어낸 방식인 것이다.

결국 세균이 존재하는 한 그 세균의 유전자는 살아서 접합을 통하든 죽어 가는 세균의 유전자를 취하든 바이러스의 입자로든 다른 세균의 유전자 속에 끼워 전달할 수 있다는 것이다. 오직 유전자가 이동할 뿐인 것이다. 이것이 바로 세균이 지금까지 번성하고 앞으로도 살아 나가는 전략이다.

다른 생물과 마찬가지로 세균도 영양 부족이나 열·염분·건조 등의 조건에서 죽을 수도 있지만 정상적인 경우 이들 미생물은 죽지 않는다. 환경이 허용하는 한 세균은 노화와는 무관하게 계속 성장하고 분열한다. 이것이 바로 세균이 지구상에서 가장 끈질긴 생명체라 일컬어지는 이유 중 하나이다. 결코 사람들이 개발해 낸 항생제로 무너질 생명체가 아닌 것이다.

항생제, 덤벼 보라구

아이들의 감기나 감염성 질환의 치료에 장기간의 항생제 사용은 내성균을 길러낸다. 뿐만 아니라 항생제로 인한 소화기 점막이나 간장·신장 등 다른 장기에 손상을 주어 오히려 체내 면역계의 균형을 깨뜨려 해당 질병을 제대로 치료하지 못하게 만들 수 있다.

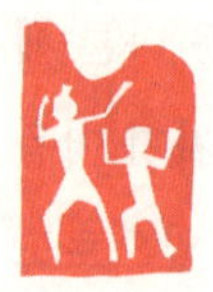

항생제의 작용은 종류에 따라 다르다. 세균의 세포벽 생성에 관여하는 효소의 기능을 억제 혹은 항진시켜 세포벽을 형성하지 못하게 하는가 하면, 세균 몸을 만드는 단백질 합성을 억제하게 하거나, 세포막을 녹여 세포 속 물질을 새어나가게 하기도 하고, 유전자 복제에 관여하는 효소 기능을 억제하는 등 여러 가지 방향으로 작용하기 때문이다. 따라서 이 가운데 세균은 생존을 위해 이러한 여러 항생제에 대응하는 방식을 익혀야 한다.

이를테면 세포막 형성을 방해하는 효소를 조절하려는 항생제에는 항생제 저항성 유전자가 배출 펌프를 만들어 항생제를 퍼내기도 하고, 또한 항생제를 파괴하는 효소를 직접 만들거나 항생제가 목표로 하는 기관의 효소를 변형시키는가 하면 비슷한 효소를 만들어 내 항생제의 작용에 혼란을 주기도 하는 것이 그것이다.

　이러한 세균의 여러 대응 방법 중 가장 우려해야 할 것은 유전자 변이를 일으킨 항생제 내성균의 출현이다. 이러한 현상은 자연 상태에서는 잘 나타나지 않는다. 그러나 사람이 만들어 내는 항생제의 경우엔 그 문제가 전혀 다르다. 항생제는 인위적인 것이므로 항생 물질에 대한 세균의 진화 속도는 엄청나게 빠르다. 이런 세균에 감히 누가 대적할 수 있겠는가. 말하자면 암세포에서 항암제에 대한 내성 종양 세포가 생기듯 세균은 항생제에 대한 내성균을 계속해서 만들어 내게 되는 것이다.

　따라서 이와 비슷한 맥락으로 볼 때 아이들의 감기나 감염성 질환의 치료에 장기간의 항생제 사용은 내성균을 길러낼 뿐만 아니라 항생제로 인한 소화기 점막이나 간장·신장 등 다른 장기에 손상을 주어 오히려 체내 면역계의 균형을 깨뜨려 해당 질병을 제대로 치료하지 못하게 만들 수 있음을 늘 유의하여야 한다.

제 6 장
자연으로 돌아가자

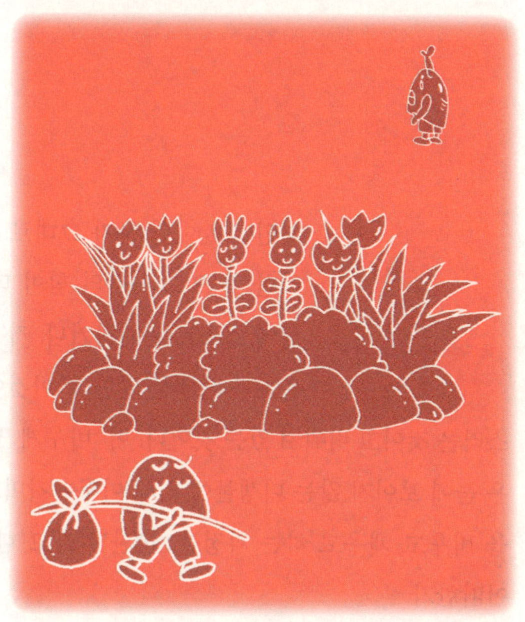

오늘날까지 개발된 수백 가지의 항생제는
'항생제 내성균'을 만들고 있을 뿐이므로
이로부터 벗어날 수 있는 방법은
우리 몸에서 나오는 항생력,
즉 면역력을 키우는 것이 최선의 방법이 아닐까.

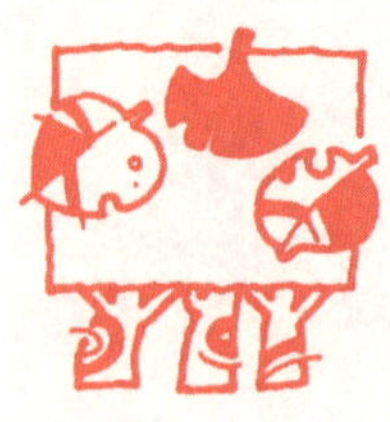 자연(自然)이란 문자 그대로 풀어 보면 '스스로 그러한 것'으로 사람의 힘이 더해지지 아니하고 세상에 스스로 존재하거나, 저절로 이루어지는 모든 존재나 상태를 말한다. 이것이야말로 지극히 자연스러운 것이고 비워져 있는 것이다. 이 '비우게 만드는 것'이라는 기능은 눈에 보이지 않는 미생물에 의해 이루어지며, 이와 함께 몸과 마음을 비우고 채우고 하는 과정을 '순환'이라고 한다. 그렇다면 우리는 어떠한가.

초기의 항생제는 흙 속에 살고 있는 여러 미생물이 외부의 곰팡이나 세균의 침입을 방어하기 위해 분비해 낸 물질로 만들어졌다. 그리고 우연히 이 사실을 알게 된 이후 사람들은 이를 인위적으로 가공하여 오늘날까지 200여 가지의 항생제를 만들게 되었다.

하지만 그러한 항생 물질이 개발된 오늘날 우리는 '내성균'이라는 덫을 피할 수 없게 되었다. 이는 항생제로 없애려는 세균이 생명이 없는 물질에 불과한 것이 아니라 살아 있는 유기체이기 때문이다. 다시 말해 이 유기체는 외부로부터 어떤 공격을 해오면 그에 대한 대응 방법을 자신의 유전자 상에서 스스로 조작할 수 있는 생명체인 것이다. 바로 이것이 세균이 그 오랜 세월 지구에서 생존할 수 있었던 방식이다.

앞서 살펴본 바와 같이 다양한 방법으로 세균을 공격하는 항생제는 사용 후 반드시 우리 몸에서 해독, 배설되어야 할 독소이다. 항생제는 실제로 득보다 실이 더 많은 약물로 우리 몸의 세포에도 영향을 주어 부작용을 일으킨다. 이를테면 오랜 기간 동안의 항생제의 사용으로 신장 장애를 유발하고 담즙 배설을 막으며, 지방간이나 간염을 일으키는 것이다.

또한 심할 경우 우울증이나 정서 불안 등의 정신 장애와 말초 신경의 장애, 혈액 장애·청력 및 평형 기능 장애, 그리고 흔히 경험하는 소화 불량·욕지기·구토·설사 등의 소화기 장애를 유발시키기도 한다.

결론 삼아 말하면 건강이란 인공적인 항생 물질을 이용하는 것이 아닌, 바로 우리 몸에서 나오는 항생력, 즉 면역력을 키우는 그 자체이다. 그러함에도 여전히 모든 감염성 질환에 만병 통치약으로 무분별하게 사용되고 있는 항생제와 그로 인한 내성균 문제가 우리를 어떻게 위협하게 될 것인가?

중이염과 항생제 내성
- 폐렴구균 항생제 내성률 92.7퍼센트

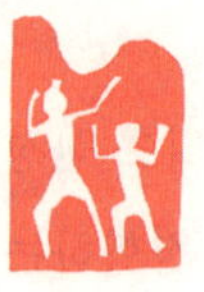어린아이의 몸은 태어나는 순간부터 외부 환경에 끊임없이 적응하며 성장해 나간다. 태어나는 순간부터 이미 외부 공생 세균이 아이들 몸에 자리잡고 있으므로, 이들과 더불어 살아가는 것이라 해도 지나친 말이 아니다. 여기서 어린아이에게서 흔히 발병하는 '폐렴구균'에 대해 살펴보자.

폐렴구균은 놀이방·어린이집 등에서 집단 생활을 하는 어린이들한테 보균율이 높은 것으로 알려져 있는데, 이는 어린아이로 하여금 급성중이염과 축농증·폐렴·뇌수막염·패혈증 등을 일으키는 중요 원인균이다.

여기서 잠깐! 이에 관련된 카톨릭대 강진한 교수의 연구를 살펴보자.

　　2000년 5월부터 2003년 6월까지 전국 9개 대학 병원에서 치료 중인 어린아이에게서 분리한 폐렴구균을 대상으로 항생제 페니실린의 내성률을 조사한 결과 평균 78.2퍼센트의 내성률을 기록했다. 항생제 내성률을 질환별로 살펴보면 급성중이염이 92.7퍼센트로 제일 높았고, 다음이 급성폐렴(73.4퍼센트), 축농증(71.4퍼센트) 순이었다.

　　또한 폐렴구균에 대한 페니실린 내성률은 1980년대 10퍼센트 정도를 보이다가 1990년대 들어 한국과 일본·대만·홍콩 등 극동아시아 지역에서 50퍼센트를 넘어섰다.

- 2005년 2월 25일 연합뉴스 중에서 -

　　중이염이나 축농증은 주위에서 흔히 경험할 수 있는 질병이다. 그런데 이에 대한 항생제 내성률이 90퍼센트 이상이 된다는 것은 실제로 그 질병이 제대로 치료되지 않는다는 것을 의미한다. 따라서 이때는 보다 더 강력한 항생제를 사용해야 하는데, 이로 인해 세균은 한 단계 높은 초강력 세균이 되어 사소한 질병에도 치료할 수 없는 현실로 나타나고 있는 것이다.

　　치료 초기만 해도 대부분의 세균들이 박멸되는 것같이 보였지만 결론적으로는 이것이 항생제에 대한 내성을 기르는 결과를 가져왔다. 그래서 결국 치료에 있어서는 항생제 발견 이전인 1940년 대보다 더 나쁜 상황이 되어 버린 것이 오늘날의 현실이다.

　　중이염은 흔히 축농증을 앓고 있는 아이에게서 많이 발생한다. 원인은 코 감기약의 남용이 축농증을 유발하고, 이 축농증이 다시 중이염으로 전이되기 때문이다. 또한 중이염은 대부분 항생제 위주로 치료를 하므로 항생제 내성률이 92.7퍼센트라는 결과가 나타날 수 있는 것이다. 문제는 그럼에도 불구하고 항생제를 줄이려는 노력은 보이지

151

않고 여전히 중이염에 항생제를 계속 처방하고 있다는 사실이다. 심지어 일반 감기에도 항생제를 남용하고 있는 현실이다. 이는 건강보험 심사평가원의 항생제 처방률 현황 공개에서 명확히 밝혀진 결과이다. 이런 불필요한 항생제 남용이 초래한 결과를 생각한다면 지금부터라도 항생제 남용을 바로잡는 노력을 해야 한다. 최선의 방법은 단 한 가지, 항생제의 무분별한 사용을 막고 평상시의 면역력을 강화하는 방법을 실천하는 것이다.

감기와 해열제

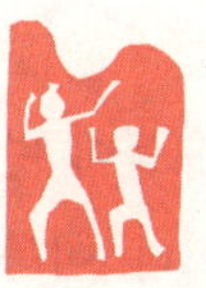 추위 · 건조함 · 음식 · 과로 · 운동 부족 · 약물 복용 등으로 인해 우리 몸은 스트레스를 받게 되는데 이때 이를 방어하기 위하여 교감 신경이 자극되며 아드레날린이라는 호르몬이 과잉 분비된다. 이 아드레날린은 혈관을 수축하여 혈류 장애를 일으키고 활성 산소를 과잉 증가시켜 혈관벽 등의 조직을 파괴하는데, 이에 대응하는 방법이 적절하면 우리 몸은 특별한 이상을 나타내지 않는다.

그러나 스트레스로 인한 반응을 스스로 해결하지 못할 경우 우리 몸은 도와 달라는 신호를 보내게 된다. 그러면 우리 몸에서는 치료를 위하여 부교감 신경의 자극으로 아세틸콜린이라는 전달 물질을 분비하여 좁아진 혈관을 확장시켜 혈류량을 늘려 주게 된다. 이때 나타나는 반응이 통증 · 가려움증 · 발열 · 부종 등인데, 이는 우리가 싫어하

는 증상으로, 양약의 대부분은 이런 증상을 없애 주는 데 사용된다. 그러나 이것만으로는 근본적인 치료를 할 수 없다. 이러한 자연적인 치유 과정을 집안 청소를 할 때의 상황에 비유해 보자.

먼저 창문을 열면 추워도 참아야 한다. 또한 청소기를 돌리기 위해선 청소기 돌리는 소리가 시끄러워도 참아야 하고, 먼지 청소를 할 때는 먼지가 더 많아 보여도 참아야 하며, 청소를 마친 후엔 쓰레기 봉투는 귀찮아도 밖에 내다버려야 한다. 결국 일할 때 고생스러워도 참아야만, 깨끗한 집에서 생활할 수 있는 것이다. 만일 이것을 참지 못하면 지저분함 속에서의 생활을 대신 참아야 한다.

이와 같은 맥락에서 우리 몸도 병이 오면 치유를 위해 어느 정도는 참아야 하는 것이 정상이다. 물론 너무 괴로울 때는 최소한의 도움은 받아야 하겠지만, 문제는 현재의 의료 행위의 대부분이 참아야 하는 과정을 병으로 보고 없앤다는 데에 있다.

진통제·해열제·항히스타민제·이뇨제 등은 환자 부모들이 병원에서 처방받는 약 중 일부 혹은 전체를 차지하는 약들이다. 이들 약에서 감기 환자에게 가장 흔히 사용하는 해열제에 대해 생각해 보자.

초기 감기에는 몸이 으슬으슬 떨리고 목이 따끔거리고 콧물이 나오고 열이 나는데, 그렇다면 왜 열이 날까? 이는 감기 바이러스는 열에 약하기 때문에 우리 몸에서 바이러스를 죽이거나 몰아 내려고 체온을 올린다고 앞서 살펴본 바 있다. 즉 바이러스가 열을 내는 것이 아니라 우리 몸이 열을 내 바이러스와 싸우는 것이다. 으슬으슬 추운 것도 빨리 열을 내기 위하여 근육을 떨게 하는 것이다.

콧물이나 설사도 바이러스를 밖으로 내보내는 과정 중 하나이다.

바이러스와의 싸움에서 이기면 이는 주로 땀과 함께 자동으로 풀어진다. 따라서 감기에 걸려 열이 날 때 최선의 치료법은 물을 많이 마시면서 충분히 휴식을 취하는 것이다. 그런데 이때 해열제를 사용하면 열이라는 바이러스에 대응하는 강력한 무기를 버리고 맨손으로 싸우는 결과가 되므로 감기는 더욱 오랫동안 지속되게 된다. 따라서 해열제는 꼭 필요한 경우에만 사용하여 도움을 받는 것이 좋다.

특히 해열제는 평소 감기에만 걸리면 열성 경련을 일으킨다든지 평소 뇌에 이상이 있는 환자의 경우 한정적으로 사용해야 한다. 감기에 걸리면 몸이 괴로울까 봐 미리 해열제를 사용하는 부모들도 간혹 있는데, 이는 다시 한번 생각해 보아야 할 부분이다. 대략 열이 38.5~39도 이상일 때는 해열제를 사용해도 무방한데, 이때도 탈수를 예방할 수 있는 방법을 병행해야 한다.

여기서 잠깐! 발열에 관한 소아과 전문의 하정훈의 소견을 들어 보자.

- 열은 몸에 나쁘다 : 아니다. 열은 우리 몸의 병을 이기게 도와 준다.
- 열이 심하면 머리가 나빠진다 : 아니다. 머리 좋게 태어난 아이가 열 때문에 머리가 나빠지는 경우는 없다.
- 열이 심하면 열성 경련이 생긴다 : 아니다. 열성 경련의 소지가 있는 아이들의 경우에 열이 올라가면 열성 경련을 하는 것이다.
- 열성 경련을 하면 간질이 된다 : 택도 없는 소리다. 열성 경련은 간질과 아무런 상관이 없다.
- 해열제를 열심히 사용하면 열성 경련을 줄일 수 있다 : 아니다. 처음부터 열심히 해열제를 사용하거나 아예 해열제를 사용하지 않거나 열성 경련은 마찬가지로 생긴다.

· 해열제를 쓰면 열이 정상으로 떨어져야 한다 : 아니다. 해열제는 열을 단지 1~1.5도만 떨어뜨려 줄 뿐이다.

· 치료하지 않으면 열은 계속 올라간다 : 아니다. 열이 아무리 심해도 열은 우리 몸이 조절할 수 있는 상태이지 우리 몸이 조절할 수 없는 상태가 아니다.

· 치아가 날 때도 고열이 난다 : 아니다. 38도의 미열만 날 수 있다.

· 좌약은 안전하다 : 천만의 말이다. 좌약도 해열제다. 먹고 넣으면 두 배를 사용하기 때문에 위험할 수 있다.

· 해열제는 안전해서 좀 많이 먹어도 상관이 없다 : 큰일 날 소리다. 정량을 초과하면 위험할 수 있다.

· 열이 나면 밤에 깨워서라도 해열제를 먹이는 것이 좋다 : 아니다. 해열제는 특별한 경우가 아니라면 밤에 깨워서까지 먹일 이유는 없다.

- '삐뽀삐뽀 119' 내용 중에서 -

동서양을 막론하고 아이들에게 갑자기 열이 나면 부모들은 많은 걱정을 하게 되고, 때로는 공포감도 들곤 한다. 하지만 그렇다고 아이에게 열이 날 때 무턱대고 해열제를 먹이면 안 된다. 그 까닭은 여러 가지가 있다. 발열 그 자체는 병이 아니고 우리 몸의 자연 치유 과정 중 하나이기 때문이다. 이를테면 가래와 같이 이물질을 제거하는 과정이 기침이듯이 발열은 우리 몸의 기능을 좋게 하는 기능 중 하나인 것이다. 따라서 발열을 일종의 훈련 과정으로 볼 때 이것을 견디게 함으로써 아이들에게 제대로 된 훈련을 받을 수 있도록 기회를 주는 것이라 생각해도 좋을 듯하다. 이는 특별한 공을 들이거나 돈을 투자하지 않고도 몸을 개선시킬 수 있는, 중요한 과정이기 때문이다. 더구나 이 훈련을 어렸을 때 제대로 해두지 않으면 나이가 들어서도 평생 사소한 질병에 시달릴 수도 있다. 이는 꼭 같은 비유는 될 수 없지만 우리가 성인이 된 지금 어렸을 적 제대로 공부하지 않아 때늦은 후회를 하는 것과 같다고 할 수 있다.

　이쯤에서 생각해 봐야 할 것이 있는데, 바로 어린 환자의 부모들이 가장 두려워하는 '발열과 두뇌의 관계'이다. 결론부터 이야기하면 발열과 두뇌는 특별한 관계가 없다고 할 수 있다. 따라서 아이가 열이 날 때 혹시 지능적으로 이상해지면 어쩌나 하여 겁이 나서 해열제를 먹여 왔다면, 이제부터는 그럴 필요가 없다는 것이다. 혹여 열이 난 후 아이에게 이상 징후가 생겼다면 이는 열 때문이 아니라 선천적으로 잠재되어 있던 문제를 일으킬 가능성이 드러난 결과이다.

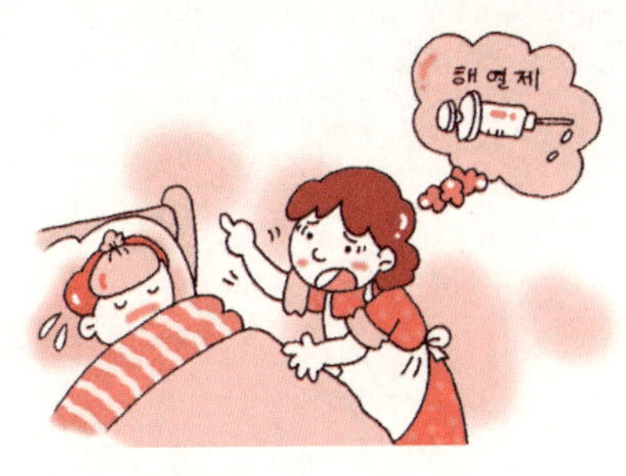

　따라서 감기에 걸린 아이가 열 때문에 괴로워하며 잠을 못 자는 모습이 안쓰러워 해열제부터 찾았다면 이제부턴 다시 한번 생각해 보는 것이 올바른 부모의 자세가 아닐까.

간에 무리를 주는 양약 아니면 한약

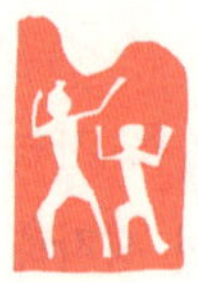어느 약국에서나 손쉽게 구입할 수 있는 진통·해열제 중 하나인 '타이레놀'을 보자. 이 약의 주성분인 아세트아미노펜은 지난 50년 간 안전하다는 평가를 받았다.

여기서 잠깐! 다음의 신문 기사를 살펴보자.

미국 노스캐롤라이나 대학의 폴 왓킨스 교수 등 연구진은 18~45세 사이의 남녀 145명을 세 그룹으로 나눠 실험했다. A그룹(39명)에게는 가짜 약(약처럼 생겼지만 약이 아닌 것)만 주고, B그룹(80명)에게는 타이레놀 하루 최대 허용량인 4g(8정 분량)과 마약성 진정제를, C그룹(26명)에게는 타이레놀 4g과 가짜 약을 줬다. 그 결과, 타이레놀을 복용한 B·C그룹 사람들 중 약 40%의 간 수치가 정상보다 높게 나왔다는 것이다. 보통 '간 수치'라 불리는 간 효소 검사의 수치가 높을수록 간세포가 많이 손상

됐다는 뜻이다.

타이레놀을 복용한 이들 중 약 20%의 간 수치는 정상보다 5배 높았지만, 타이레놀을 끊은 지 2주 안에 모두 정상으로 돌아왔다. 이 같은 연구 결과는 3일 미국 〈의학협회 저널〉에 실렸다.

- 2006년 7월 6일 〈조선일보〉 내용 중에서 -

우선 대부분의 사람들이 한두 번쯤은 먹었을 법한 이 약이 간세포에 손상을 준다니 참으로 충격적이다. 더욱이 이 약은 미국 호흡기학회에서도 해열·진통제 중 가장 안전한 약으로 추천해 왔기에 더욱 그렇다. 아이들에게 해열제로 흔히 먹이고 있고, 우리들 또한 쉽게 먹는 아세트아미노펜이 이 정도인데 하물며 알려지지 않은 다른 약에 얼마나 많은 문제가 있겠는가는 가히 짐작할 수 있으리라 본다.

그렇다면 우리들이 흔히 먹는 약은 과연 안심하고 먹을 수 있는 것일까? 항생제·진통 소염제·고혈압 약·당뇨병 약·결핵 약 등 거의 모든 것이 간세포에 문제를 일으킨다. 이런 약들은 주로 담즙 배설을 방해하거나 지방간·간염 등을 유발할 수 있는 독성을 지니고 있어 간단히 1,2개월 간의 처방을 내릴 수 있는 약물은 아닌 것이다.

여기서 잠시 짚고 넘어갈 부분은, 한약이 간에 미치는 영향이다. 한약은 양약보다 안전하다는 것이지 독성이 없다는 말은 아니다. 그런데 일반인들은 한약의 독성 부분을 거의 알지 못한 채 민간약으로 효과 있다는 말만 믿고 한약을 남용하여 간독성을 일으켜 스스로 '한약이 간에 안 좋다'라는 선입견을 심어 주고 있는 것이다.

약이란 항상 일정한 규정에 의해 약의 종류와 용량을 결정해야 한다. 어떤 약이든 일정량을 넘으면 몸에 문제를 일으킨다. 이런 이유로 한약의 사용에도 반드시 한의사의 진단이 필요한 것이다.

우리 **몸**의 하수도를 **열어 주어 몸을 깨끗하게** 하자

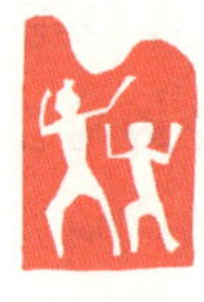 담즙은 간에서 합성되어 담낭에 저장되었다가 십이지장으로 배설된다. 이는 배설 경로 가운데 신장 다음으로 많은 양을 차지한다. 간과 담낭은 우리 몸의 노폐물을 내보내는 일종의 하수도와 비슷한 역할을 한다.

몸의 노폐물 처리 형태로는 크게 두 가지가 있는데, 한 가지는 물의 형태, 또 다른 한 가지는 담즙의 형태이다. 그런데 현재 우리는 이렇듯 중요한 통로인 간에 약물과 여러 스트레스로 인한 손상을 주어 하수도를 막아버리는 것과 같은 행동을 하고 있다.

담즙은 음식물 중 물에 잘 녹지 않는 기름 성분을 분해하기 쉽게 만들어 주고, 지용성 비타민의 흡수를 도와 주며, 몸 속 항체를 사용하고 남은 찌꺼기나 지용성 호르몬 찌꺼기, 약물 찌꺼기 등을 배설하는 역할을 한다.

160

　이렇듯 중요한 역할을 하는 담즙이 제 기능을 하지 못하면 피로·
비만·기미·설사·변비·두드러기·황달 등의 증상이 나타나는
데, 이 중 특히 주의해야 할 것은 두드러기이다. 이는 담즙 순환이
막힌 결과인데, 담즙이 혈액으로 역류되어 혈액을 타고 돌면서 가려
움증을 유발한 것이다. 즉 약물 복용 후 두드러기가 난다면 약물의
부작용일 가능성이 높은 것이다. 따라서 약물을 복용하는 데에 있어
서 조금 더 세심한 주의가 필요하다고 할 수 있겠다.

자연으로 돌아가자

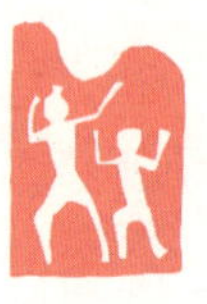한의학은 조화와 균형을 중요시하는 의학이다. 이를테면 '세균이 질병의 원인이므로 모두 죽여야 한다'는 부분보다 "세균으로 인해 미치는 우리 몸의 항상성"을 보는 것이다. 말하자면 몸이 어떤 반응을 하고 있고 어떻게 해결하고 있는지를 보는 것이다.

복통에 사용하는 '안회이중탕'이란 처방명은 이를 간접적으로 설명하고 있다. 충을 박멸하는 구충제로서가 아니라 경험적으로 충이 신것을 만나면 온순해지는 것을 이용하여 복통을 치료하는 것이다. 다시 말해 외부 사기로 표현된 세균을 없애기보다 땀내고 토하게 하고 설사시키는 방법으로 몸의 항상성을 유지하게 하려는 쪽에 주안점을 두는 것이다. 외부 사기가 들어오면 우리 몸의 면역계는 반응하고, 이에 대해 일정 증상을 보인다. 이를테면 오한과 발열을 할 때 땀으로

풀어 내는 것이 그것이다. 이것을 좀더 적극적으로 약물로 땀을 유도하게 하는 것이 바로 한의학에서 사용하는 방법이다.

즉 세균에 초점을 두는 것이 아니라 우리 몸에 초점을 둔 것으로서, 세균으로 인해 깨진 우리 몸의 균형을 바로잡아 몸을 더 이상 상하게 하지 않는 것이다. 이것이야말로 자연스레 면역력을 키워 나가는 데 더 없이 좋은 방법 아닌가.

요컨대 세균이 온통 우리 주위를 둘러싸고 있는 이 환경 속에서 생존하는 방법은 그 환경과 더불어 자신에게 맞는 방법을 찾아내는 것이다. 그로 인해 각 세포들 간의 균형이 이루어진다면, 이것이야말로 건강이 아니고 무엇이겠는가. 결국 이 말은 인간에게만 유리한 항생제로 한쪽의 생명체를 없애는 방법이 아니라 평상시의 면역력을 길러 좋은 세균과의 공생 관계로 잡균을 억제해 나가야 한다는 것이다.

이러한 관점에서 한의학에서 주장하는 양생법은 때에 맞는 적절한 식생활과 적당한 신체 활동, 근심 걱정 없는 마음으로 인해 바로 내 몸의 균형을 유지하려고 노력하는 것을 중시한다. 내부에서 유익한 균과의 조화를 이루면 굳이 항생제를 사용하지 않아도 몸은 스스로 그 문제를 해결할 수 있게 된다. 이것이 자연스럽게 건강을 지켜 가는 최고의 지혜임을 잊지 말았으면 한다.

제 7 장

바른 참살이 실천으로 건강을 지키자

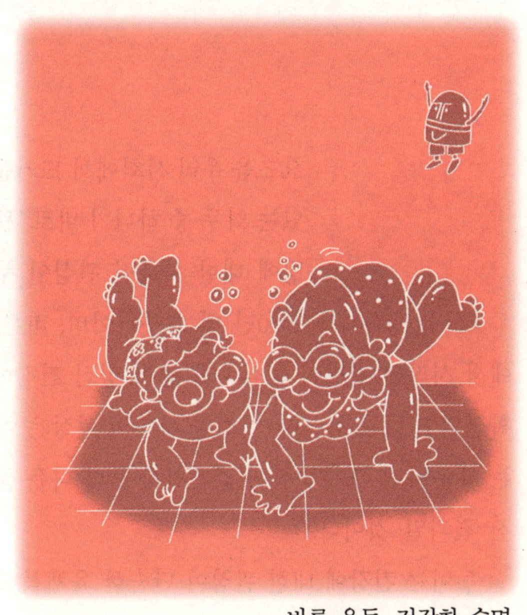

바른 운동, 건강한 수면,
좋은 음식의 균형과 조화를 통하여
질병을 미연에 예방하고
지덕체를 고루 갖춘 참살이란 무엇인가?

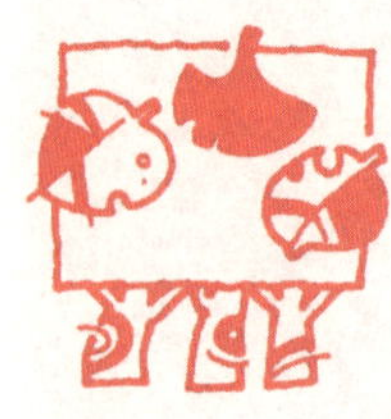 요즈음 우리 사회에서 뜨거운 관심의 대상이 되고 있는 화두 중 하나가 바로 '웰빙(well-being)'이다. 웰빙에 대한 사회적 관심이 부각되기 시작한 것은 2000년 대 초부터이며, 바른 먹거리에 대한 관심에서 시작된 웰빙이 의식주를 넘어 정신 건강에 이르기까지 폭넓게 확산되고 있는 것이다. 이러한 사회적 현상은 이제 어느 정도 먹고사는 부분에 대한 부족함이 없어지자 보다 나은 삶에 대한 열망이 높아진 결과일 것이다.

즉 이는 건강에 대한 관심이 단순한 육체적 건강의 범주를 넘어서 정신적·정서적·영적 건강으로까지 확대되어 보다 성숙한 삶을 살고자 하는 열망의 표출이라고 할 수도 있을 것이다.

웰빙은 순수한 우리말로 '참살이' 정도로 바꿀 수 있는데, 이 말의 기원을 거슬러 올라가면 한의학의 생명관인 '미병치지(未病治之)의 양생법'에 이르게 된다. 이를 보다 쉽게 말하면, 병이 발생하기 전에 몸과 마음을 잘 다스려 질병을 예방하고 삶의 양과 질을 높이자는 것으로 함축될 수 있다.

그러나 오늘날 여러 현상을 살펴보면 이러한 참살이의 본래 의미가 퇴색되어 가고 있는 것 같아 안타까움을 감출 수 없다. 보다 잘 살기 위한 것이라는 순수한 의미는 사라지고 '내 돈 써서 좀 재는데 무슨 말이냐'는 식의 과시욕을 자극하는 상술의 관형어가 되고 있기 때문이다.

'부자 마케팅'을 위한 하나의 수단으로 전락해 버린 참살이의 현실을 보면서 다만 참살이가 본래의 진정한 의미를 회복하고 바르고 성숙한 삶을 위한 노력으로 되살아나길 바랄 뿐이다.

그렇다면 무엇이 바른 운동과 건강한 수면, 좋은 음식의 균형과 조화를 통하여 질병을 미연에 예방하고 지덕체가 고루 균형을 이룬 참살이인지에 대해 생각해 보자.

흔히 우리는 '참살이'의 영역을 먹거리에만 국한시키는 경향이 있다. 물론 바른 먹거리를 고르고 사랑과 정성으로 조리해서 우리 몸에 필요한 영양분을 얻는 것 또한 건강을 지키기 위해 매우 중요하다. 그러나 정신적·육체적·정서적·영적인 건강을 이루

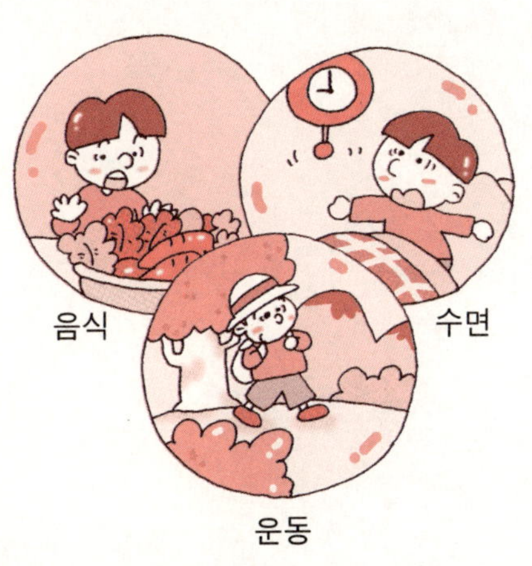

167

는 참살이를 실천하기 위해서는 바른 운동과 건강한 수면도 매우 중
요한 요소이다. 따라서 여기에서는 참살이의 중요한 영역인 운동, 음
식, 수면의 세 가지 요소를 건강한 삶과 연결 지어 살펴보자.

운동은 인생을 가꾸는 마법

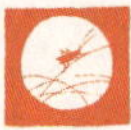

　　우리는 누구나 건강하고 행복한 삶을 살기를 소망하지만 그러한 삶은 그저 주어지는 것이 아니다. 우리 역시 이를 맞이하기 위해 많은 준비를 해야 하는 것이다. 여기엔 물질적인 것만이 아니라 육체적인 것도 포함된다. 이를테면 매일매일 규칙적으로 운동하는 것이 그것이다. 이때 중요한 것은 운동량의 많고 적음이 아니라 얼마나 규칙적으로 꾸준히 운동을 하는가이다. 그래서 물질적 적금뿐 아니라, 날마다 돼지 저금통에 동전 하나씩이라도 넣는다는 기분으로 운동 적금을 드는 것 역시 생활화해야 한다.

　　실제로 바쁜 현대인들에게 있어 특정한 장소와 시간을 필요로 하고 배우는 데 많은 시간과 경비를 요구하는 운동은 아무리 건강을 위해 필요하다고 해도 실천하기 어렵다. 이러한 점을 고려하여 특별한 규칙·장소·시간·기구 등을 필요로 하지 않으면서도 평소에 가볍게 즐기듯 하면서 효과가 뛰어난 운동을 찾아보자. 여기서 운동을 하기 전에 반드시 알아두어야 할 것이 있다. 하기 싫은 운동을 억지로 한다거나 또는 지나친 운동, 운동 중독증 등은 오히려 건강을 해치는 원인이 될 수 있다는 사실이 그것이다. 이는 아이들을 대상으로 한 실험을 통해 알 수 있다.

　　먼저 달리기를 아주 싫어하는 아이들에게 억지로 달리기를 시킨 후 면역 세포의 활성도를 조사하였다. 그 결과 면역 세포의 활성도가 상당히 억제되어 있는 것으로 나타났다. 그리고 다음에는 지나치게 많은 양의 운동을 시켜 보았다. 그러자 평소보다 훨씬 많은 양의 활성 산소를 발생시킨 것으로 나타났다.

　　이 실험은 하기 싫은 운동을 억지로 하거나 지나친 운동은 오히려 건강을 해치는 원인이 된다는 것을 보여 주고 있다. 따라서 자신의 체질에 맞고 스스로 즐겁게 할 수 있는 운동을 찾아 꾸준히 하는 것이 건강을 증진하고 질병 예방에 도움이 된다는 사실을 항상 기억해야 한다.

운동으로 스트레스를 이겨요

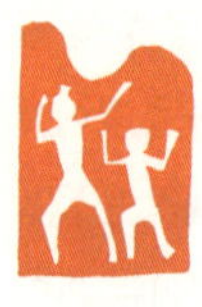 얼마 전부터 학교 생활 부적응, 원형 탈모증, 게임 중독,
거식증 등의 요인으로 고생하는 아이의 숫자가 계속 늘고
있는 추세이다. 그래서 이러한 질환이 나타나는 원인을 분
석해 본 결과 모두 스트레스로 밝혀졌다.

사실 무엇이든 지나침은 모자람만 못하듯 요즘 아이들은 지나칠
정도로 많이 보고, 듣고, 먹기 때문에 그만큼 스트레스에 쉽게 노출되
어 있다. 그렇기 때문에 스트레스는 정신(마음)뿐만 아니라 육체에까
지 영향을 주며, 나아가 각종 질환을 유발하는 원인으로도 작용한다.

그렇다면 스트레스는 우리 몸에 어떻게 들어오는 것일까? 이를 서
양 의학에서는 5감(眼, 耳, 鼻, 舌, 身)으로 설명하는 데 반해 한의학에서
는 6감으로 설명한다. 한의학에서 말하는 6감은 5감과 더불어 '정신(마
음)'에 해당하는 의(意)를 포함한 개념이다.

170

여러 원인으로 발생하는 각종 스트레스를 줄이기 위해서는 6개의 문(門), 즉 육감(六感)을 잘 조절해서 스트레스에 대한 저항력을 높이는 훈련이 생활화되어야 한다.

그러려면 아이들은 한의학에서 '소양지체(솟구치는 양기운이 많음)'라 이야기하는 에너지 발산을 열심히 해야 성장도 잘 하고 스트레스도 이길 수 있다. 그래서 아이들에게는 열심히 뛰어 놀고 잘 자면서 정상적인 생활로 되돌리는 운동이 필요하다. 그러나 실상은 학원 다니랴 학교 숙제 하랴 하는 일이 너무 많은 탓에 시간이 부족하고, 뛰어 놀 수 있는 공간의 부족으로 아이들의 생활과 활동이 실내에서 이루어지는 것이 사실이다.

그래서 아이들도 쉽게 따라할 수 있게끔 실내에서도 할 수 있는 운동을 소개해 본다. 이에는 방어막 운동·대흉근 스트레칭·명상법 등이 있는데, 이러한 운동이 생활화된다면 지나친 자극이 올 때 그 자극을 줄일 수 있는 훈련이 생활화되어 스트레스로 인한 많은 질병과 문제를 줄일 수 있을 것이다.

방어막 운동

방어막 운동은 언제 어디서든 쉽게 응용할 수 있다. 이 운동은 외부 스트레스를 가장 많이 받아들이는 눈, 귀, 입을 막고 최소 생명 장치인 코의 호흡만 열어 주어 외부 자극에 대한 반응을 거의 없게 만든 운동법이다.

이 운동 자세를 3분 정도 유지하면 스트레스를 차단하는 효과가 있는데, 이는 우리 자신을 외부 자극으로부터 차단하여 우리 마음속 깊은 동굴 같은 내면으로 들어가 휴식을 취하는 것과 같은 효과를 가진다.

요컨대 방어막 운동은 어린이들이 짧은 시간에 간단한 방법으로
할 수 있는 운동이다. 이는 휴식을 취하는 것과 같은 효과를 줌으로써
스트레스를 이기고 건강을 유지하는 데 매우 좋다.

운동 방법

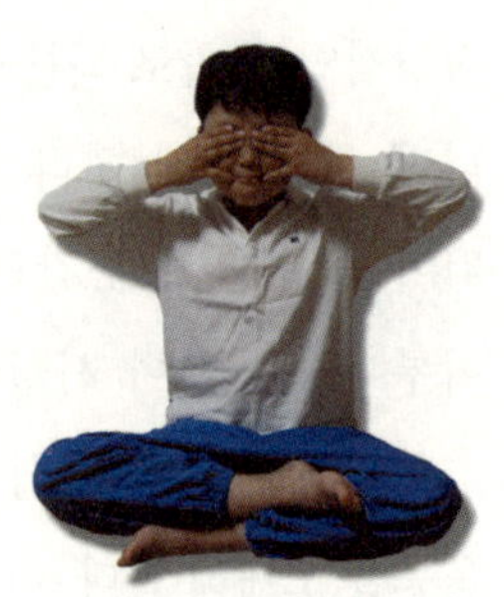

· 양손 엄지손가락으로 귓구멍을 막고 둘
째와 셋째 손가락으로 눈을 가린다.
· 넷째 손가락으로는 코를, 다섯째 손가락
으로는 입을 막는다. 이때 코는 숨을 쉬는 데
지장이 없을 정도로 한다.
· 위의 자세를 3분 정도 유지한다.

대흉근 스트레칭

대흉근이란 가슴을 지배하는 근육으로, 근육 안쪽으로는 심장과
폐가 있고 근육 바깥쪽으로는 유방이 있다.

스트레스로 인해 가슴이 답답하거나 호흡 곤란, 소화 불량 등이
있을 때, 대흉근의 긴장을 스트레칭시켜 주면 효과가 좋다. 대흉근이
이완되면 폐활량이 늘어나 많은 산소를 받아들여 몸의 피로를 풀어
주는 데 대단한 효과가 있다.

또한 어깨와 목 주위의 많은 근육과 기관을 정상 모습으로 되돌려
주기 때문에 오랫동안 책상에서 공부하는 동안 나쁜 자세로 인하여
생기는 많은 문제점을 치료하고 예방하는 데에도 도움을 준다.

운동 방법

· 허리를 곧게 펴고 바른 자세로 앉거나 선다.

· 열 손가락을 활짝 펼친 다음 양팔을 어깨 높이까지 들어올린 후 좌우로 벌린다.

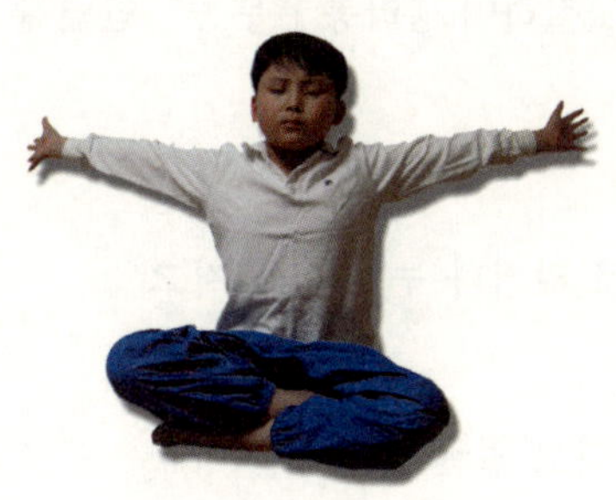

· 두 팔의 높이는 양 어깨를 연결하는 선보다 약간 높이 올라가도록 한다.

· 위의 자세를 유지한 채 천천히 숨을 깊게 들이마시고 내쉬기를 3~5분 정도 반복한다.

명상법

명상법이란 편안한 자세로 앉거나 누워 눈을 지그시 감은 채 호흡을 깊게 들이마시고 내쉬는 복식 호흡을 유지하여 온몸을 이완시키는 것이다. 명상을 할 때는 약간의 시간적인 여유를 가지고 편안하게 하는 것이 효율적인데, 이에 대한 효과는 다음과 같다.

· 심장 박동을 안정시킨다.

· 산소 소비량을 감소시킨다.

· 혈압을 안정시킨다.

· 뇌파 중에 알파(α)파(아주 편안할 때와 잠잘 때 주로 나옴)와 델타(δ)파(잠잘 때 주로 나옴)를 증가시켜 수면할 때와 같은 편안함을 느낀다.

· 호르몬의 균형을 이룬다.

· T임파구가 1.6배 증가하여 면역 기능이 좋아진다.

· 자율 신경을 조절하여 생리통 · 부종 · 안면 홍조 등이 사라진다.

운동 방법

· 편안한 자세로 앉거나 누워 눈을 지그시 감는다.

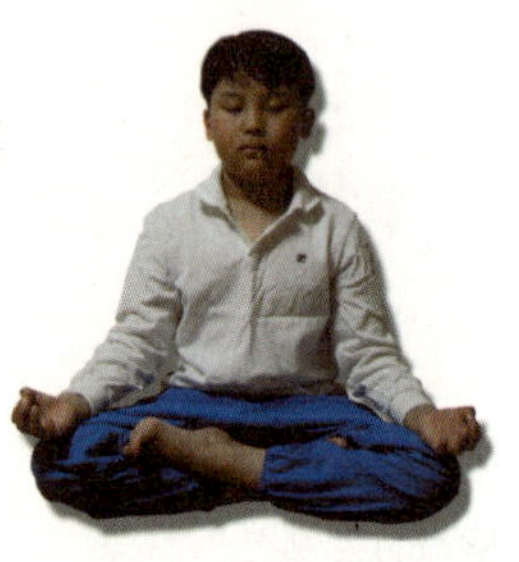

· 입 꼬리를 올리고 얼굴에 미소를 머금고 편안하고 즐거운 마음을 갖는다.

· 시간의 여유를 가지고 호흡을 깊게 들이마시고 내쉬는 복식 호흡을 유지한다.

복식 호흡의 효과는 이래요

*말초 혈관의 확장으로 고혈압을 예방한다.

*목소리를 좋게 한다.

*소화 장애나 변비, 설사에 도움이 되고 배의 근육을 사용하기 때문에 뱃살 제거에 효과적이다.

*원활한 산소 공급으로 두통 · 불면증 · 우울증 등 스트레스성 신경 장애의 극복에 도움을 준다.

운동은 질병을 이기는 힘을 키워 줘요

운동을 하면 스트레스와 피로에 대항하는 힘이 보다 좋아져서 질병에 대한 몸의 면역력이 높아진다. 또한 스트레스와 피로를 이기면 질병에 덜 걸리고, 설령 질병에 걸린다 해도 빨리 나을 수 있게 된다.

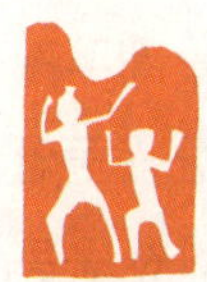

스트레스를 많이 받거나 피곤하여 몸의 면역력이 저하되면 우리 몸은 감염에 쉽게 노출되어 질병에 잘 걸린다. 하지만 운동을 하면 감염을 방어하는 힘인 면역 기능도 높아지고 피로를 극복할 수 있는 힘을 얻을 수 있게 된다. 다시 말해 스트레스와 피로에 대항하는 힘이 좋아져 질병에 잘 걸리지 않게 되고, 설령 질병에 걸린다 해도 빨리 낫게 된다는 것이다.

면역력이 약화된 우리 몸이 접하는 수많은 질병 가운데 가장 흔한 질병 중의 하나가 바로 '감기'이다.

지금까지 우리는 감기를 예방하기보다 감기에 이미 걸린 후의 치료에만 치중하여 항생제를 사용해 왔다. 그러나 앞서 살펴본 바와 같이 항생제의 남용은 우리 몸의 면역력 저하와 자연 치유력의 약화로 이어져 감기와 항생제를 달고 사는 악순환을 불러올 수 있기 때문에,

175

감기에 잘 걸리는 아이를 둔 부모라면 사후 약방문에 그칠 것이 아니라 평소 아이와 함께 꾸준히 운동하는 습관을 통해 몸의 면역력을 높여 줄 것을 적극 권유하고 싶다.

이제 몸의 면역력을 높여 주는 기혈 순환 운동과 감기를 이기는 목 운동에 대해 살펴보자.

기혈 순환 운동

기혈 순환 운동에 포함되는 운동은 주로 온몸의 근육을 부드럽게 이완시켜 주는 것이다. 특히 누워서 몸통을 돌리는 운동과 엎드려서 몸통을 돌리는 운동은 내장 근육에까지 효과를 주어 스트레스로 인하여 생긴 가슴의 답답함도 없애 주고 소화 흡수도 좋아져 육체적인 편안함과 정신적인 편안함도 동시에 느끼게 해 준다.

기혈 순환 운동은 기초 운동이기 때문에 주의 깊게 살펴볼 필요가 있다. 일반적인 운동은 주로 관절의 구부림과 폄을 위주로 한 운동인 반면 기혈 순환 운동은 관절을 구부렸다 폈다 하는 동작에 회전 운동이 조합되어 평소 잘 안 쓰는 근육을 사용할 수 있도록 도와 주는 운동 가운데 하나이다.

한편 각종 질병의 원인이 되는 바이러스를 이기는 힘은 우리 몸의 면역력에서 나온다. 면역력을 떨어뜨리는 것 중에서 제일 강한 것이 스트레스이다. 따라서 온몸의 피로를 풀어 주면 스트레스를 이기는 힘이 생겨 면역력이 증강되고, 바이러스를 이길 수 있는 힘을 얻게 된다.

운동 방법

· 편안한 자세로 눕는다.

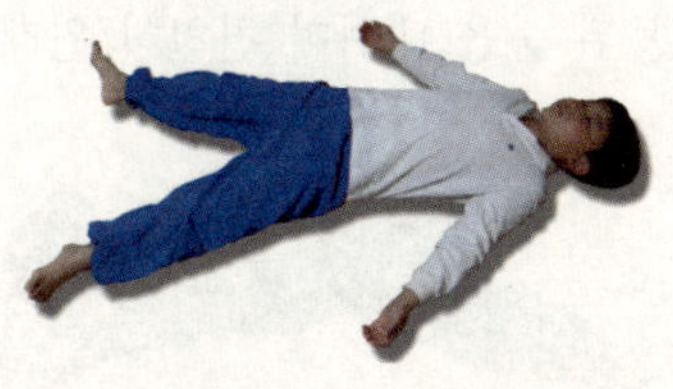

· 누운 자세에서 손끝 발끝을 쭉 뻗으며 크게 기지개를 켠다.

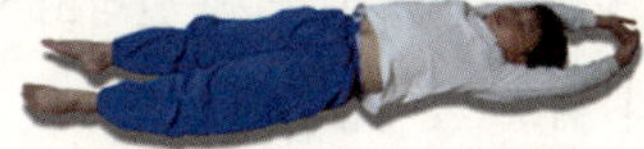

· 누운 자세에서 양 발을 좌우로 크게 벌린 다음, 양손을 들어 머리 뒤에서 깍지낀다.

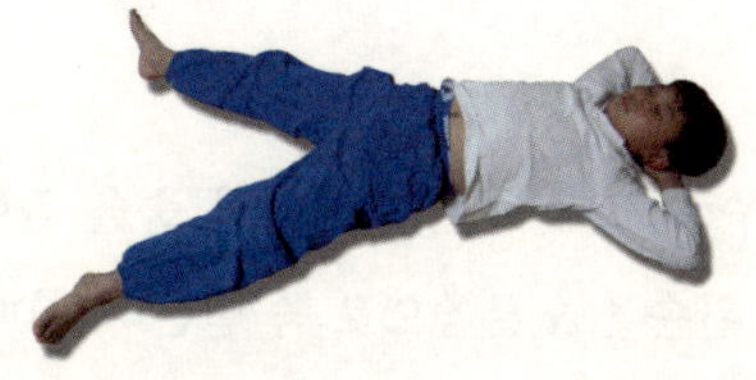

· 양 발을 좌우로 크게 벌린 자세에서 숨을 들이마시며 윗몸을 왼쪽으로 틀어 오른쪽 팔꿈치가 왼쪽 바닥에 닿도록 한다. 2,3초 동안 자세를 유지한 뒤 숨을 내쉬며 천천히 원래 위치로 돌아온다.

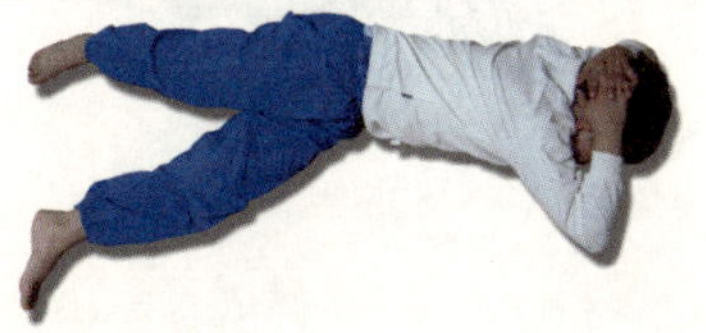

· 양 발을 좌우로 크게 벌린 자세에서 숨을 들이마시며 윗몸을 오른쪽으로 틀어 왼쪽 팔꿈치가 오른쪽 바닥에 닿도록 한다. 2,3초 동안 자세를 유지한 뒤 숨을 내쉬며 천천히 원래 위치로 돌아온다.

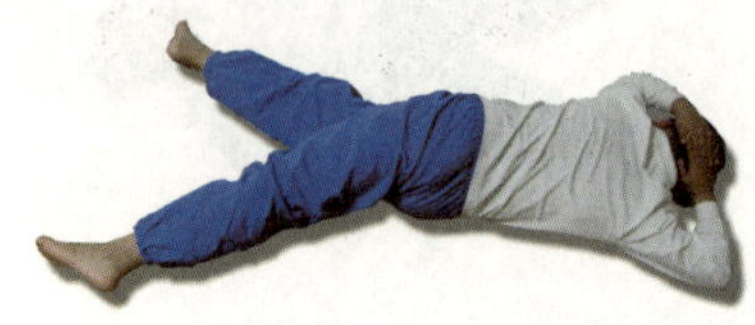

· 누운 자세에서 양 발을 좌우로 크게 벌리고 양팔을 좌우로 펼친 다음, 오른손을 머리 위로 들어올린다.

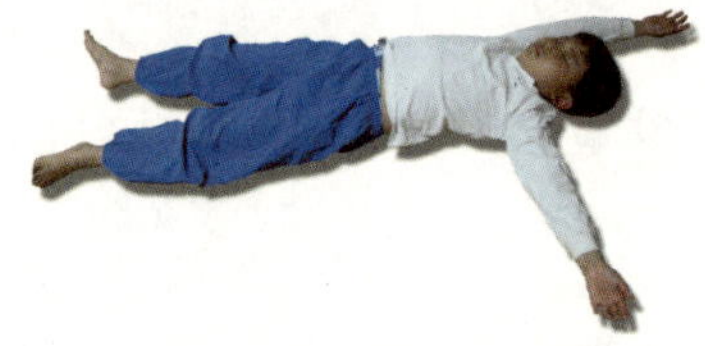

· 양 발을 좌우로 크게 벌린 자세에서 숨을 들이마시며 윗몸을 오른쪽으로 틀어 왼손을 오른쪽으로 쭉 뻗는다. 이때 가슴이 바닥에 닿도록 한다. 2,3초 동안 자세를 유지한 뒤 숨을 내쉬며 천천히 원래 위치로 돌아온다.

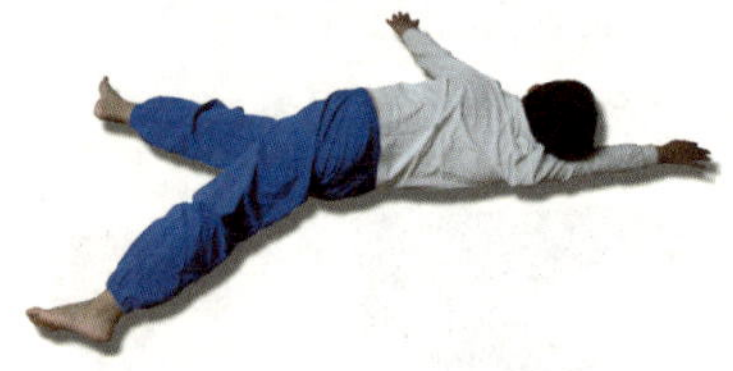

· 누운 자세에서 양 발을 좌우로 크게 벌리고 양팔을 좌우로 펼친 다음, 왼손을 머리 위로 들어올린다.

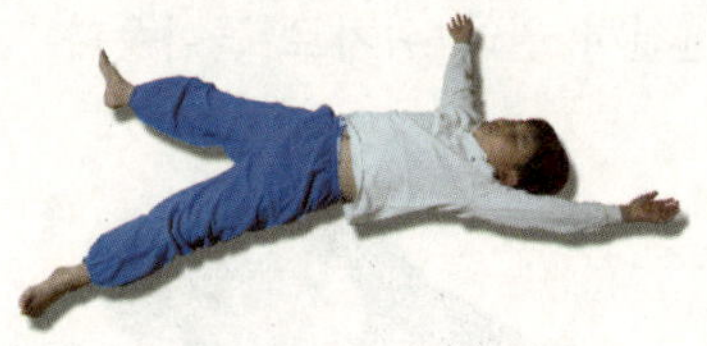

· 양 발을 좌우로 크게 벌린 자세에서 숨을 들이마시며 윗몸을 왼쪽으로 틀어 오른손을 왼쪽으로 쭉 뻗는다. 이때 가슴이 바닥에 닿도록 한다. 2,3초 동안 자세를 유지한 뒤 숨을 내쉬며 천천히 원래 위치로 돌아온다.

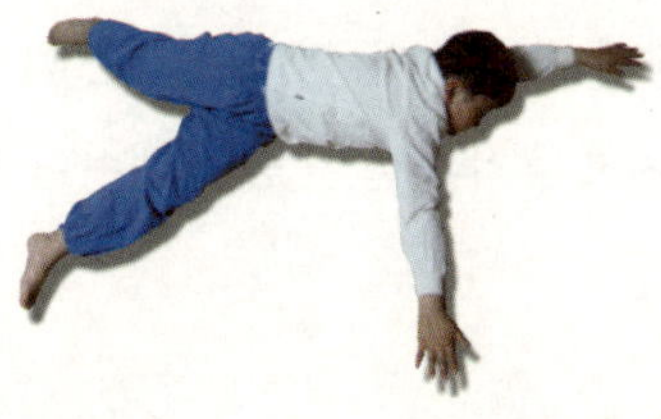

· 누운 자세에서 양 발을 좌우로 크게 벌리고 양팔을 좌우로 펼친 다음, 양손 손바닥이 바닥에 닿도록 한다.

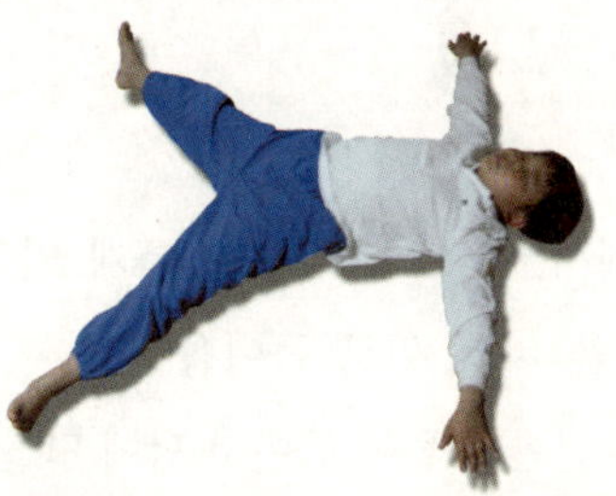

· 숨을 들이마시며 왼발을 들어 오른쪽 손등을 향해 쭉 뻗는다.
이때 머리는 다리의 반대 방향으로 돌린다. 2,3초 동안 자세를 유지한
뒤 숨을 내쉬며 천천히 원래 위치로 돌아온다.

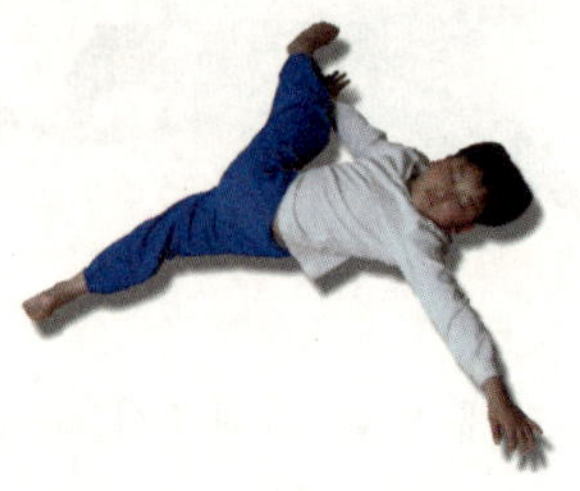

· 누운 자세에서 양 발을 좌우로 크게 벌리고 양팔을 좌우로 펼친
다음, 양손 손바닥이 바닥에 닿도록 한다. 숨을 들이마시며 오른발을
들어 왼쪽 손등을 향해 쭉 뻗는다. 이때 머리는 다리의 반대 방향으로
돌린다. 2,3초 동안 자세를 유지한 뒤 숨을 내쉬며 천천히 원래 위치로
돌아온다.

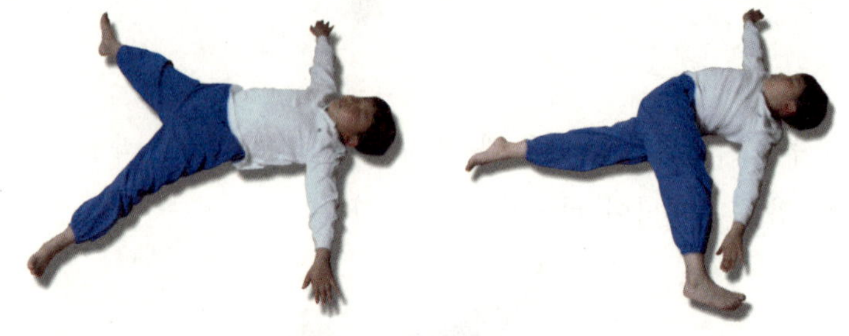

· 엎드린 자세에서 양 발을 좌우로 크게 벌리고 양팔을 좌우로
펼친 다음, 오른손을 머리 위로 들어올린다.

숨을 들이마시며 왼손을 들어 등이 바닥에 닿을 때까지 오른쪽으로
쭉 뻗는다. 2,3초 동안 자세를 유지한 뒤 숨을 내쉬며 천천히 원래

위치로 돌아온다.

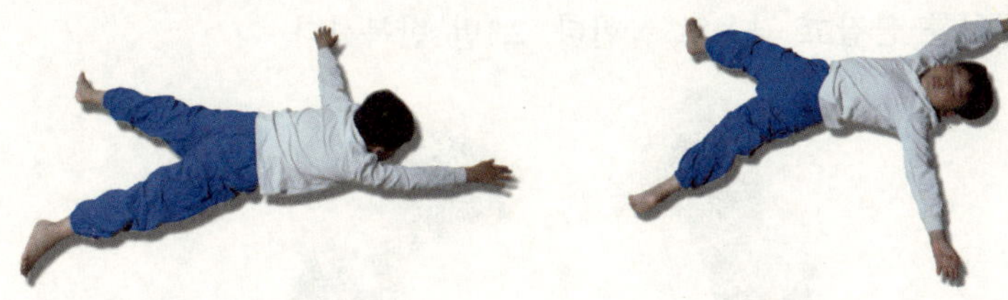

• 엎드린 자세에서 양 발을 좌우로 크게 벌리고 양팔을 좌우로
펼친 다음, 왼손을 머리 위로 들어올린다.

숨을 들이마시며 오른손을 들어 등이 바닥에 닿을 때까지 왼쪽으로
쭉 뻗는다. 2,3초 동안 자세를 유지한 뒤 숨을 내쉬며 천천히 원래
위치로 돌아온다.

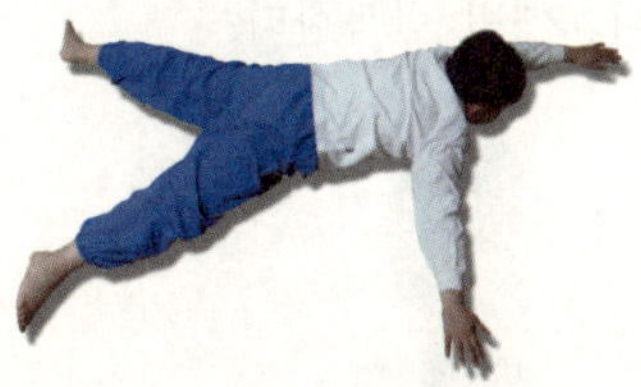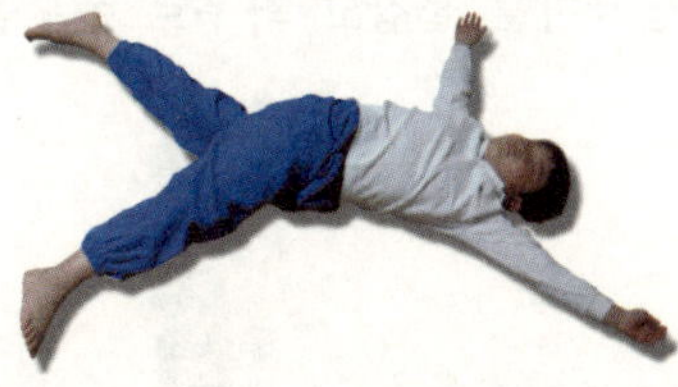

• 엎드린 상태에서 손가락으로 머리 앞쪽 바닥을 짚고 팔꿈치를
구부린다. 양 발은 가지런히 붙여서 발끝으로 바닥을 짚는다. 숨을
들이마시며 배꼽을 바닥에 붙인 채 팔꿈치를 쭉 펴면서 머리, 목, 가슴
을 차례로 들어올린다. 2,3초 동안 자세를 유지한 뒤 숨을 내쉬며 천천
히 원래 위치로 돌아온다.

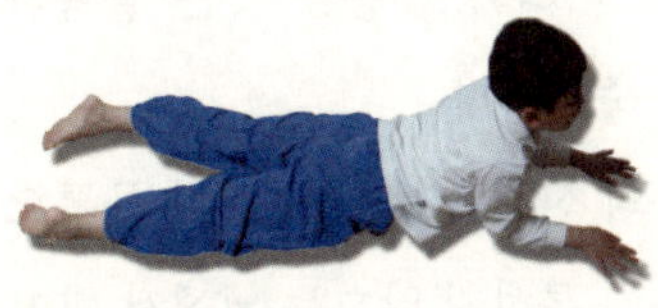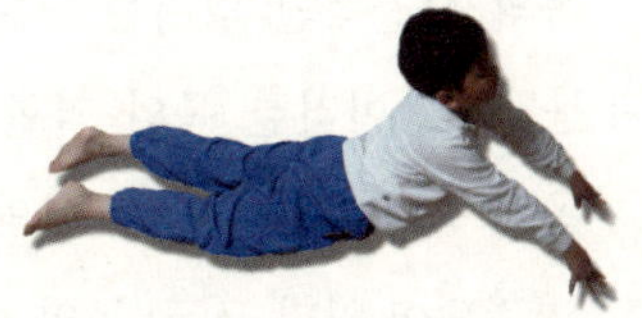

· 허리를 곧게 펴고 바르게 선 다음, 목 뒤에서 양손으로 반대쪽 팔꿈치를 붙잡고 좌우로 굽힌다. 2,3번 반복한다.

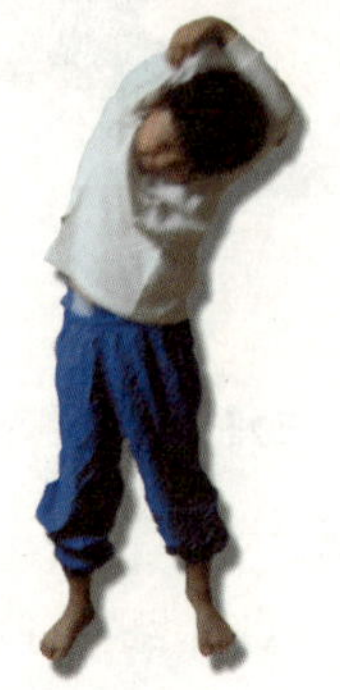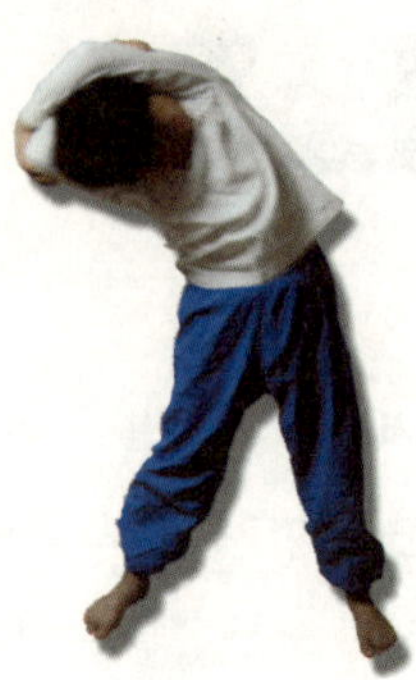

· 허리를 곧게 펴고 바르게 선 다음, 목 뒤에서 양손으로 반대쪽 팔꿈치를 붙잡고 좌우로 몸통을 돌린다. 2,3번 반복한다.

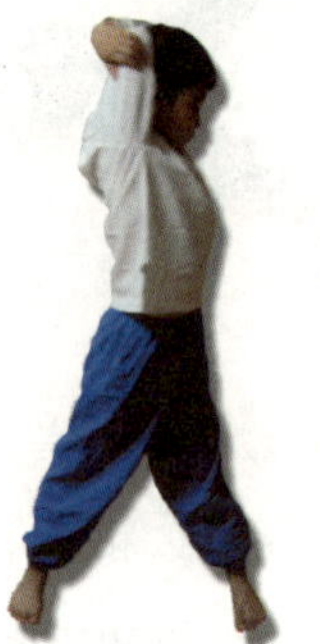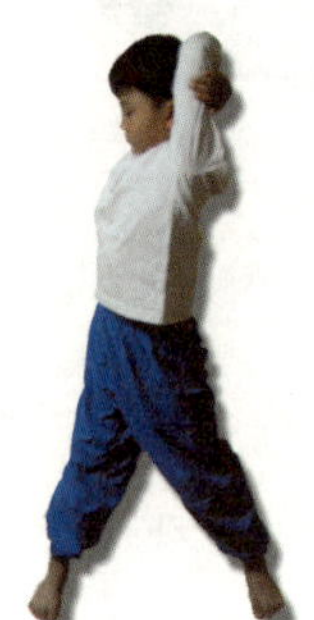

감기를 이기는 목 운동

목의 사전적인 의미는 '척추 동물의 머리와 몸통을 잇는 잘록한 부분'으로, 이러한 목의 역할은 매우 중요하다.

목뼈 속의 신경 섬유는 뇌와 척추 속의 신경 섬유를 통하여 몸통으로 연결되어 있다. 결국 목의 신경 섬유를 통하지 않고는 뇌에서 내리

182

는 명령을 온몸으로 전달할 수 없고 육감(六感)을 통해 수집된 정보도 뇌에 전달될 수 없다는 것이다. 또한 중요 호르몬을 분비하는 갑상선 역시 목에 있어 몸통을 조절하는 데 많은 역할을 한다. 목을 잘 이용하면 교감의 과정인 육감(六感)의 양을 어느 정도 조절할 수 있는데, 이는 목 운동을 통해 단련이 가능한 부분이다. 이렇게 조절된 호르몬은 몸의 면역력을 증강시켜 감기의 예방과 치료에 효과적이다.

운동 방법

· 허리를 곧게 펴고 바르게 앉거나 선다.
· 뒷목이 당기도록 머리를 앞쪽으로 깊이 숙인다.
· 시선을 뒤로 멀리 보내며 머리를 뒤로 젖힌다.

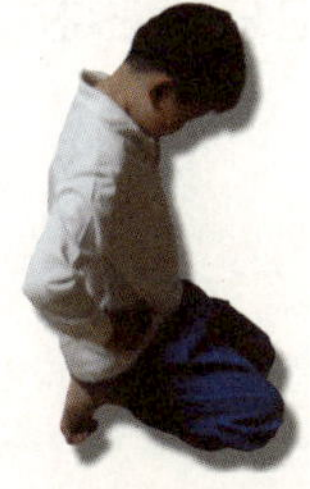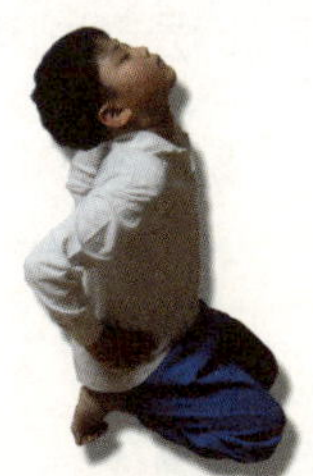

· 시선을 왼쪽 뒤로 멀리 보내며 목을 왼쪽 방향으로 돌린다.
· 시선을 오른쪽 뒤로 멀리 보내며 목을 오른쪽 방향으로 돌린다.

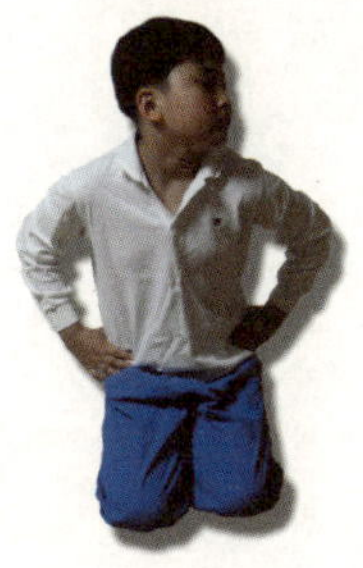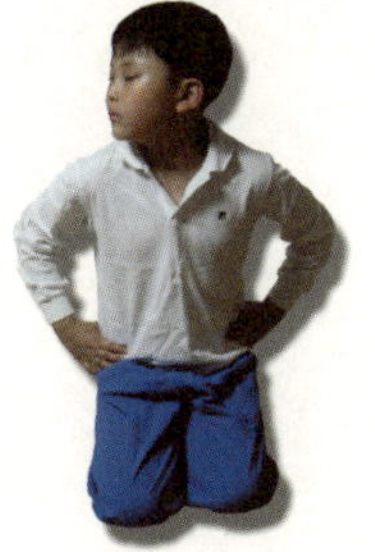

· 귀가 왼쪽 어깨에 닿도록 왼쪽 옆으로 젖힌다.
· 귀가 오른쪽 어깨에 닿도록 오른쪽 옆으로 젖힌다.

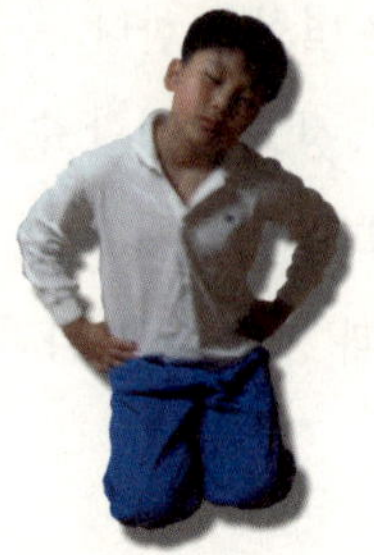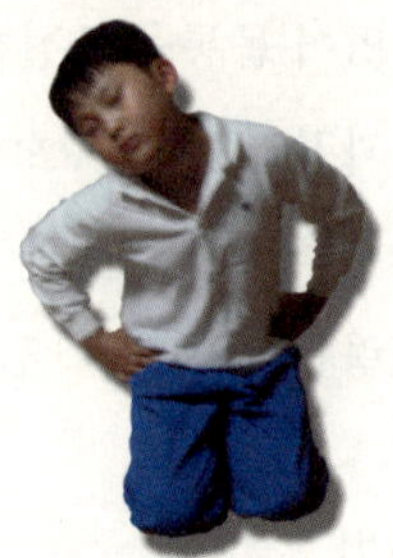

· 머리를 왼쪽으로 크게 돌리기를 3번 정도 반복한다. 이때 눈을 크게 뜨고 머리를 돌리는 방향으로 시선도 돌린다.
· 머리를 오른쪽으로 크게 돌리기를 3번 정도 반복한다. 이때 눈을 크게 뜨고 머리를 돌리는 방향으로 시선도 돌린다.

운동과 명상을 통해 집중력을 높여 봐요

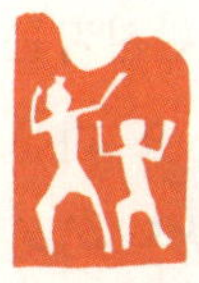 규칙적인 운동은 육체적 건강뿐만 아니라 정신 건강에도 좋다는 사실은 이미 실험을 통해 그 효과가 입증되었다. 게이지 교수는 〈네이처 뉴로 사이언스〉지에 다음과 같은 실험 결과를 발표한 바가 있다.

약 12일 동안 자발적이고 규칙적으로 운동을 한 생쥐 집단과 그렇지 않은 생쥐 집단 사이의 차이에 대해 연구하였다. 그 결과 자발적이고 규칙적인 운동을 행한 생쥐들의 두뇌 세포는 대조군(운동을 안 한 집단)에 비하여 새로운 두뇌 세포가 2배 정도 늘어났다.

또한 KBS의 〈마음〉 프로그램에서는 국선도로 명상을 배운 학생들의 학업 성적이 그 전에 비해 평균 20퍼센트 정도 오르고 성격이 개선됨은 물론, 선생님들에 대한 존경심도 높아졌다고 보도했다. 이는 서

울의 모 고등 학교에서 직접 실험을 통해서 얻은 결과이다. 또한 유치원 아이들에 대해 명상을 가르쳐 줌으로써 아이들 몸에 신체적 이완을 가져와 스트레스에 대한 저항력을 길러 줌과 동시에 집중력과 인내력이 강해졌다는 사실 역시 이미 증명된 바이다.

이와 같은 사실에서 알 수 있듯이, 운동과 명상은 스트레스에 대한 방어 능력을 높여 줌과 동시에 마음과 몸을 편안하게 이완시켜 아이들의 외적인 성장뿐만 아니라 학습 효과를 증진하고 정서적 안정을 도모하는 효과를 함께 가져다 준다.

많은 부모들이 자라는 아이의 건강을 위해 축구 교실·농구 교실·수영장·검도·태권도 등 갖가지 운동 교실에 보내는데, 정작 운동의 기본이 되는 마음 훈련의 중요성에 대해서는 간과하고 있는 것 같다.

한편 어떤 운동을 하든지 운동하기에 앞서 몸과 마음을 이완시키는 훈련을 하는 것은 매우 중요하다. 아이들은 종종 어른과는 또 다른 이유로 심한 스트레스를 겪기도 한다. 하지만 이러한 부분은 아이 스스로도 인식하지 못하거나 제대로 표현하지 못해 공격적인 행동, 짜증, 무기력 등으로 나타나기도 한다. 따라서 아이에게 운동을 시킬 때는 몸의 건강과 더불어 아이의 마음도 함께 살피는 것이 중요하다.

사람이 한번에 집중할 수 있는 시간이 얼마나 될까. 한 실험에서 초등 학생 7분, 중학생 10분, 성인 15분이라는 결과가 나왔다. 이는 아이들에게 공부를 열심히 하라는 말을 해 주는 것도 중요하지만, 때론 이 말보다 긴장을 풀면서 하라는 말을 해 주는 것이 보다 중요하다는 것을 시사하고 있다.

집중력을 높여 주는 운동에는 기혈 순환 운동, 머리·얼굴 지압,

손끝과 발끝 두드리기, 명상법 등이 있다.

기혈 순환 운동(176쪽 참조)

회전 운동은 근육과 신체의 조화를 이뤄 온몸을 이완시켜 주는 효과가 뛰어나기 때문에 온몸은 물론 정신적 긴장도 풀어 주는 운동이라 할 수 있다. 집중력을 한층 높이기 위해선 되도록 정신적 스트레스를 줄이고 육체적 편안함을 유지하는 것이 좋다.

운동 방법

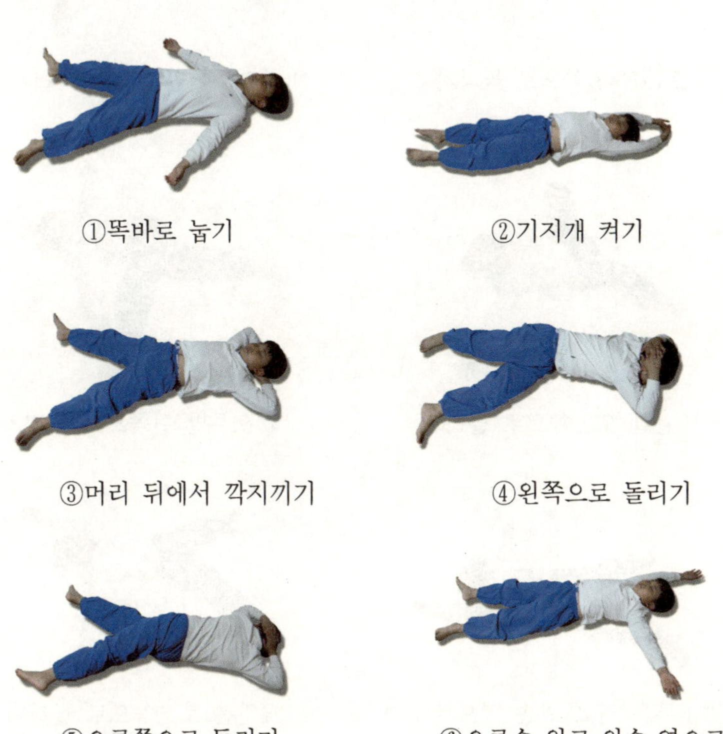

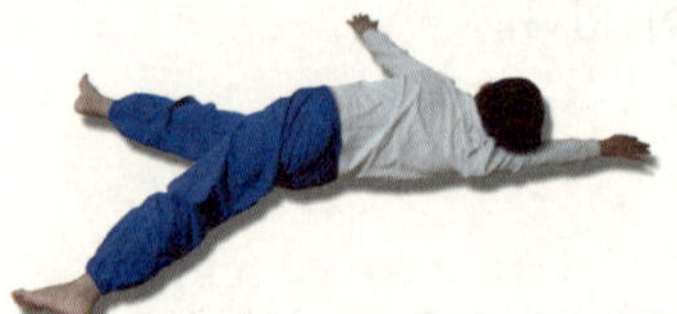

⑦왼손을 오른쪽으로 돌리기

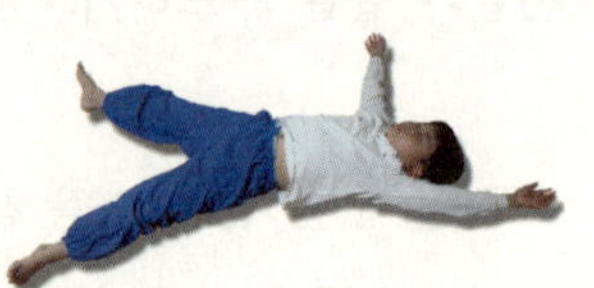

⑧왼손 위로 오른손 옆으로

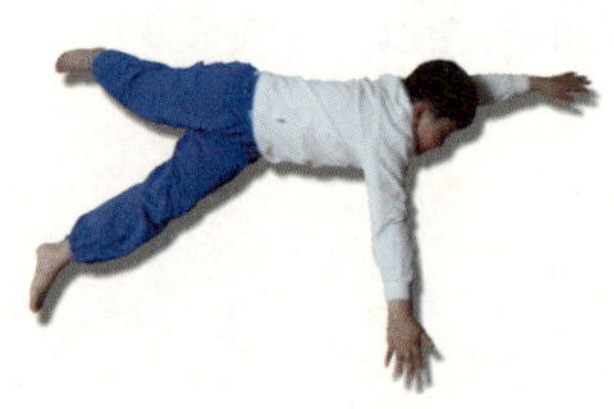

⑨오른손 왼쪽으로 돌리기

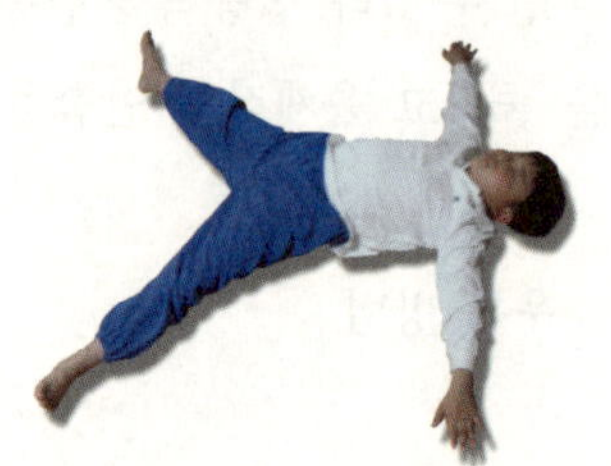

⑩손과 발 벌리고(손바닥 바닥에 붙이기)

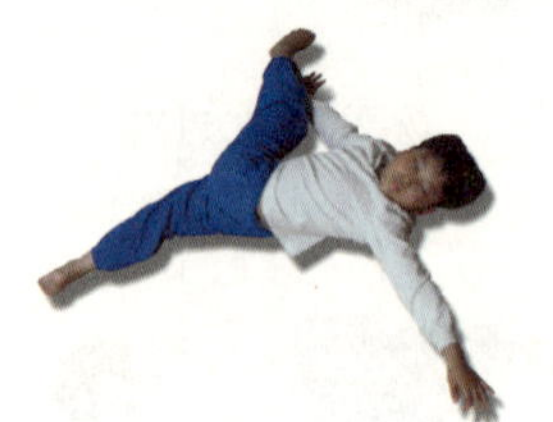

⑪왼발 오른쪽으로 돌리기

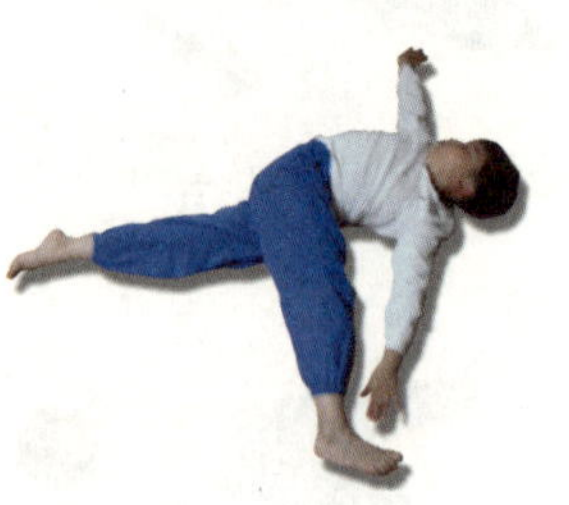

⑫오른발 왼쪽으로 돌리기

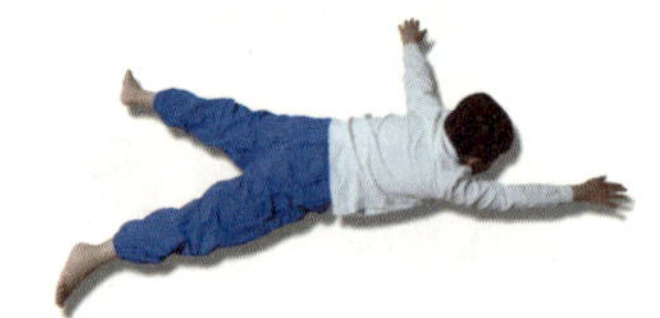

⑬오른손 위로 왼손 옆으로(엎드려)

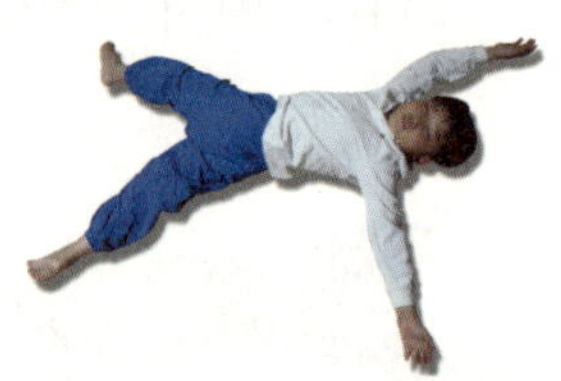

⑭왼손 오른쪽으로 돌리기

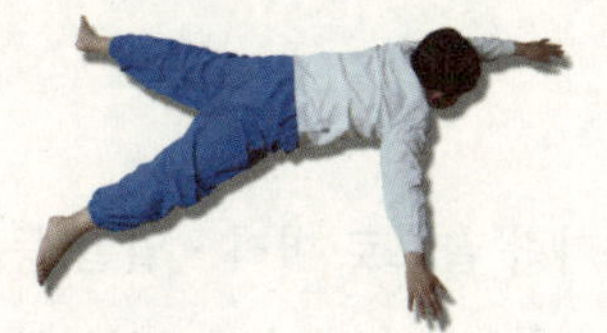

⑮왼손 위로 오른손 옆으로

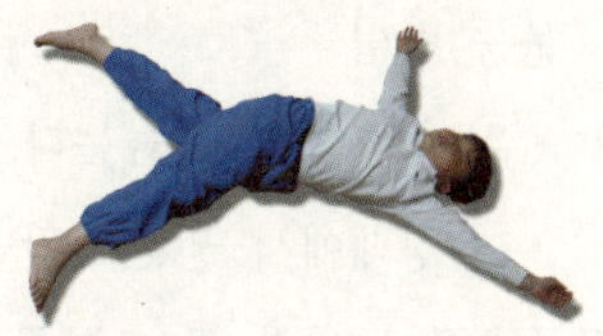

⑯오른손 왼쪽으로 돌리기

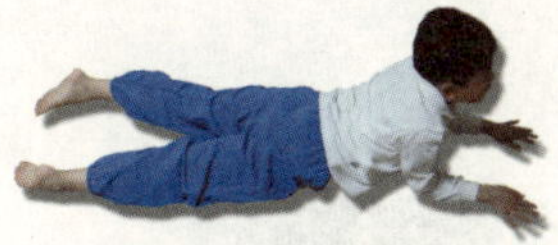

⑰손으로 바닥 짚기

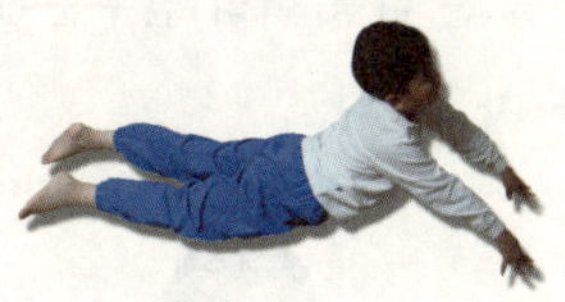

⑱팔꿈치 쭉 뻗기

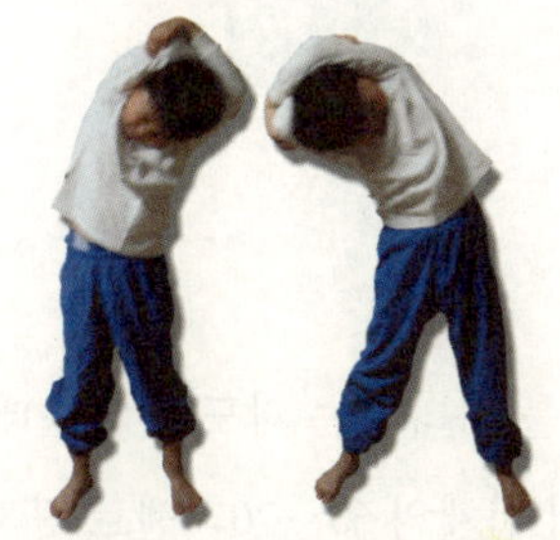

⑲팔꿈치 잡고 좌우로 기울기

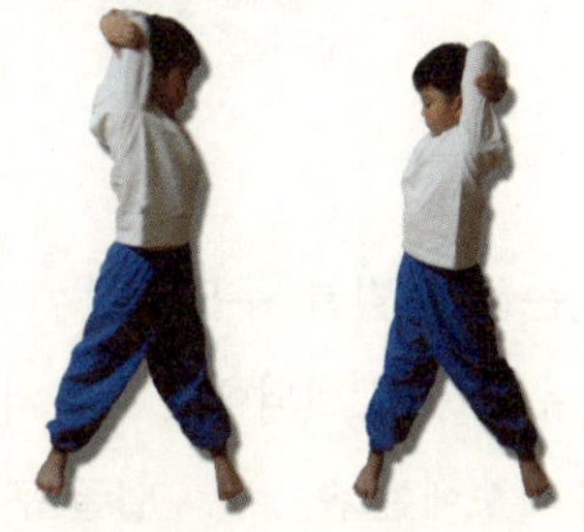

⑳왼쪽으로 오른쪽으로 돌리기

머리·얼굴 지압

머리와 얼굴 부분을 손바닥이나 손가락 끝으로 자극하면 시원함과 편안함을 느낀다. 그 이유는 외부와의 교감 통로인 6감(眼, 耳, 鼻, 舌, 身, 意)을 관장하는 대부분의 기관이 머리와 얼굴 주위에 있어 머리와 얼굴을 자극하면 온몸에 영향을 주고 부교감 신경이 활성화되어 머리를 맑게 해주기 때문이다.

운동 방법

· 편안한 자세로 눕는다.

· 그 상태에서 열 손가락을 세워 손가락 끝으로 머리 · 얼굴 등의
움푹움푹 들어간 곳을 꼭꼭 누른다. 귀와 눈 옆 사이, 눈 윗부분과
아랫부분, 눈 앞부분과 바깥 부분, 콧방울 옆, 입 주위까지 꼭꼭 눌러
자극을 준 다음 머리 앞부분에서 뒷부분으로 자리를 옮겨 가며 머리
밑을 자극한다.

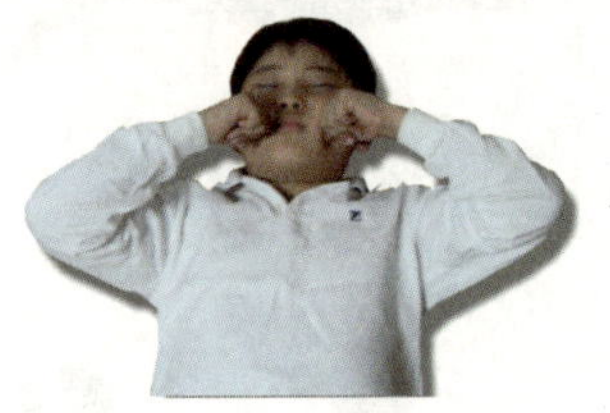 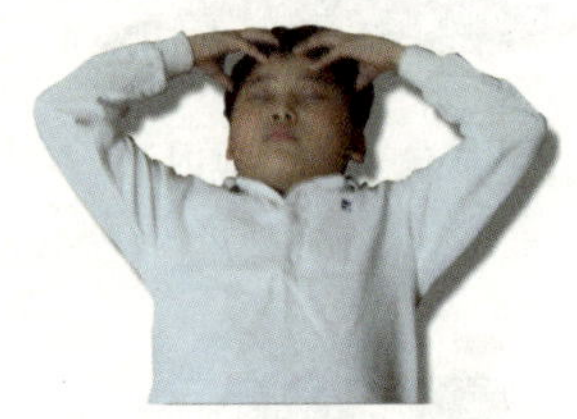

손끝과 발끝 두드리기

우리 몸의 대뇌에는 온몸의 신경 분포를 나타내는 지도가 있는데,
이 지도에는 손 · 발 · 얼굴 부분의 신경이 전체의 60~70퍼센트 정도
를 차지한다.

또한 우리 몸에는 고유 감각 수용기가 있는데, 이는 우리 몸의 이상
을 감지하는 세포로 그 수가 대단히 많은데, 특히 손끝 · 발끝에 집중
되어 있어 우리 몸의 지도와 거의 일치한다. 그러한 이유로 몸 중에서
손끝과 발끝을 자극하면 자극의 60~70퍼센트를 두뇌에서 받아들일
수 있는 것이다.

따라서 손끝과 발끝을 자극해 주면 자극 자체만으로도 지적인 면
뿐 아니라 정서적인 면에도 대단히 좋은 효과를 거둘 수 있다.

운동 방법

·엎드린 상태에서 머리를 들고 양손을 어깨 위로 올려 손끝과
발끝을 세운다.

·열 개의 손가락과 열 개의 발가락에 골고루 자극이 가도록 손가
락·발가락 끝으로 바닥을 두드린다.

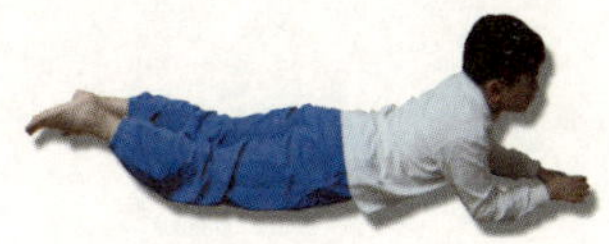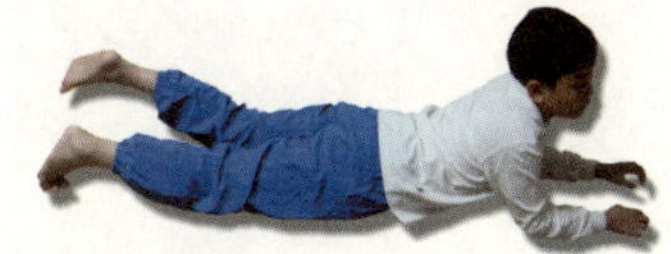

명상법(173쪽 참조)

명상법이란 복식 호흡을 유지하여 온몸을 이완시키는 것이다. 복식
호흡을 위해 먼저 편안한 상태로 앉거나 누워 눈을 지그시 감는다.
그런 뒤 호흡을 길게 들이마시고 내쉬는 방법을 반복한다.

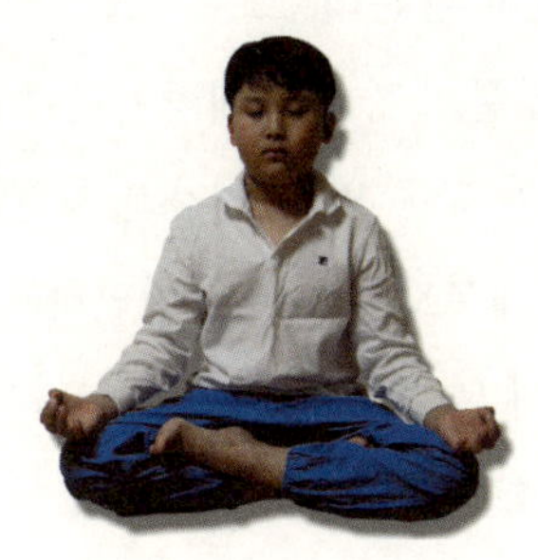

운동은 마음도 예쁘게 만들어 줘요

근본적으로 비만을 치료하려면 무조건 굶기보다는 적당한 식사 조절과 함께 운동, 그리고 정신적 안정이 조화를 이루는 방법을 선택해야 한다.

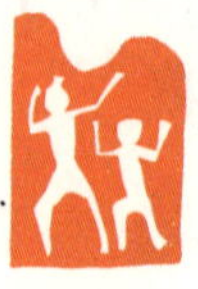

요즈음엔 어른뿐만 아니라 아이들까지 어떻게 하면 살을 뺄 수 있을까에 대한 관심이 많다. 여기에는 텔레비전도 한몫 단단히 했는데, 그도 그럴 것이 아이들이 좋아하는 드라마 주인공들 대부분이 깡마른 체형이기에 은연중에 미남, 미인의 기준이 날씬한 몸매와 작은 얼굴을 가진 사람으로 바뀌었기 때문이다. 실제로 건강을 위해서도 뚱뚱하고 비만하기보다는 적절한 몸매와 체중을 유지하는 것이 더 좋은 것은 사실이다. 그러나 현대의 다이어트 바람이 문제가 되는 이유는 성장기 아이들에게조차 건강에 도움이 되는 적절한 몸매가 아닌 지나치게 깡마른 비정상적인 체형을 강요하기 때문이다.

음식을 먹지 않으며 무작정 살을 뺄 경우 일시적인 효과는 거둘 수 있을지도 모른다. 그러나 중요한 점은 우리 몸은 예전 상태를 기억하여 원래 상태로 돌아가려는 성향이 강하기 때문에 음식을 다시 먹게 되면 곧바로 예전 몸의 상태로 돌아가는 '요요 현상'을 겪을 수 있다는 것이다. 따라서 근본적으로 비만을 치료하려면 무조건 굶기보다는 적당한 기준에 맞춰 먹는 양을 줄이며, 걷기 운동 등으로 에너지를 많이 사용하는 방법과 함께 정서적인 안정 요법을 동시에 병행해야 진정으로 건강도 잃지 않고 요요 현상도 없으며 건강하고 아름다운 몸매를 유지할 수 있다. 더불어 운동을 통해 스트레스가 해소되어 정신적 건강까지 함께 얻게 되니 이보다 더 좋을 수는 없지 않을까.

그럼 이제부터 집에서 힘들이지 않고 조금만 노력하면 많은 효과를 얻을 수 있는 운동에 대해 살펴보자. 하지만 이러한 운동을 지속적으로 하지 않으면 효과를 얻을 수 없음을 명심해야 한다. 이에는 기혈 순환 운동, 머리·얼굴 지압, 배 두드리기, 등 구르기 등이 있다.

기혈 순환 운동(176쪽 참조)

이는 정신적 편안함을 주는 데 탁월하다. 깊은 근육을 부드럽게 하고 회전 운동에 의해 쥐어짜는 기능으로 허리, 몸통 및 관절 부위의 몸매를 좋게 하는 데 효과가 좋다.

운동 방법

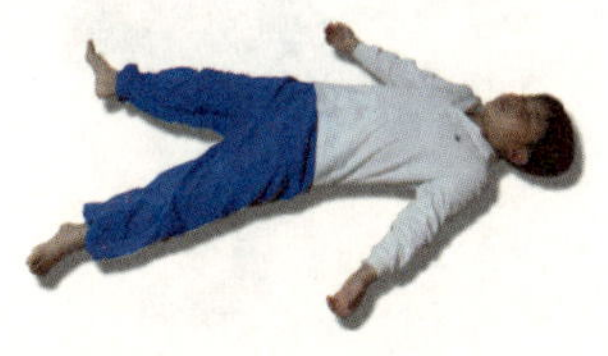

①똑바로 눕기

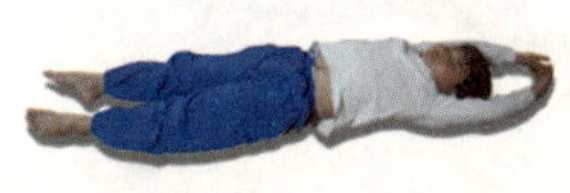

②기지개 켜기

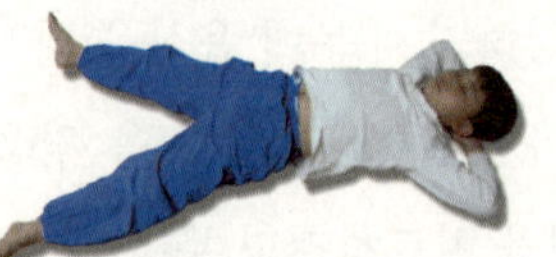
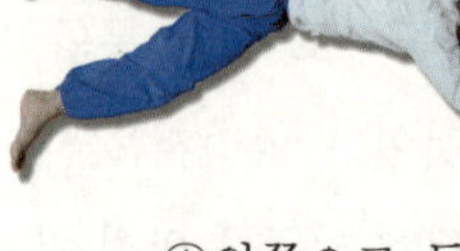

③머리 뒤에서 깍지끼기　　　　　④왼쪽으로 돌리기

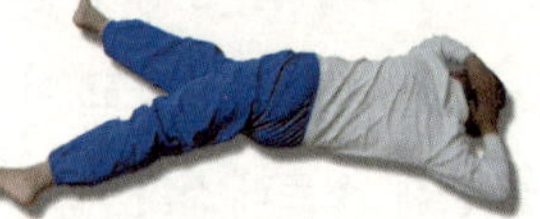
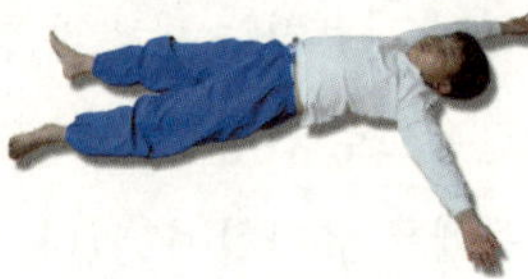

⑤오른쪽으로 돌리기　　　　　⑥오른손 위로 왼손 옆으로

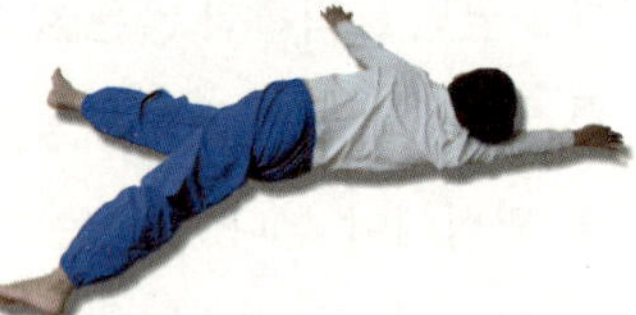
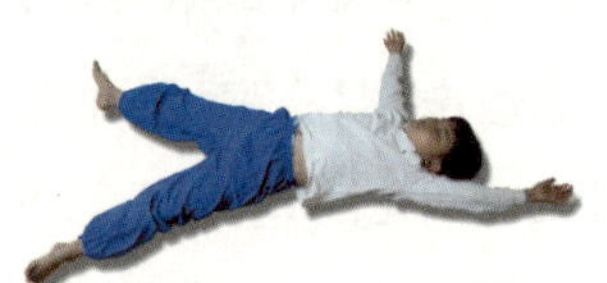

⑦왼손을 오른쪽으로 돌리기　　⑧왼손 위로 오른손 옆으로

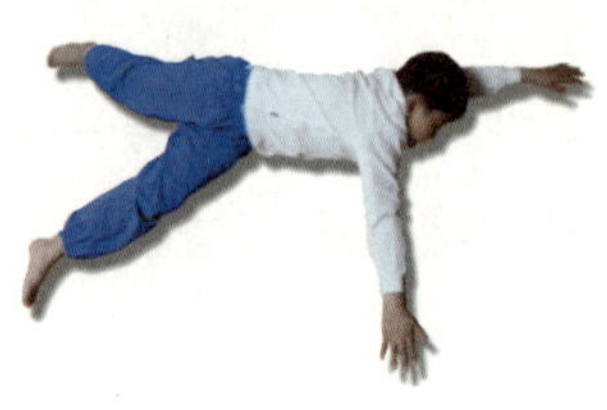
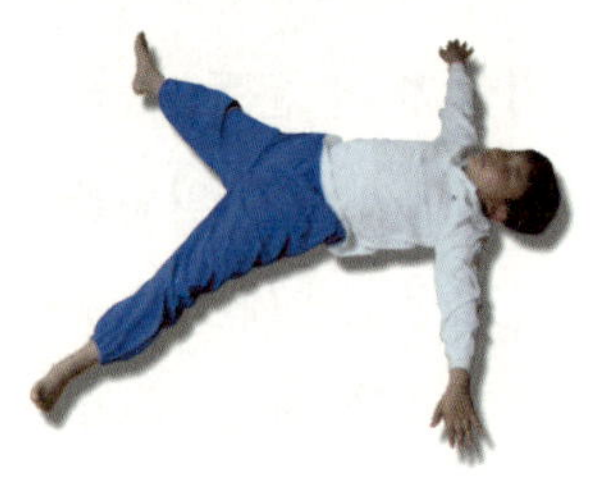

⑨오른손 왼쪽으로 돌리기　　　⑩손과 발 벌리고(손바닥 바닥에 붙이기)

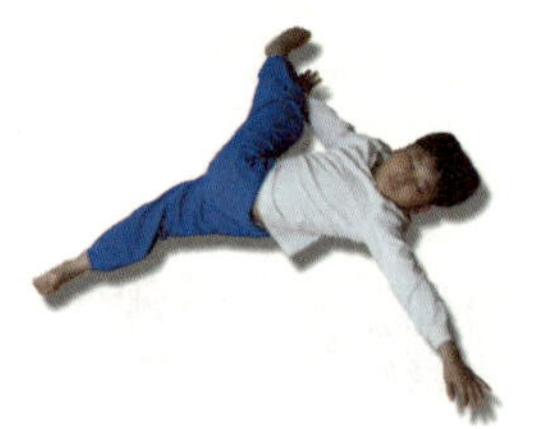
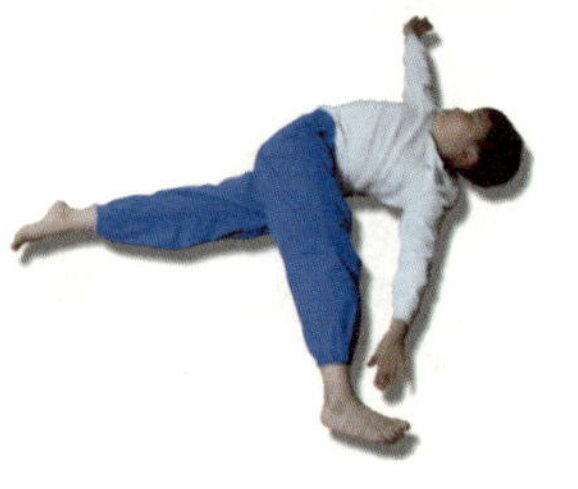

⑪왼발 오른쪽으로 돌리기　　　⑫오른발 왼쪽으로 돌리기

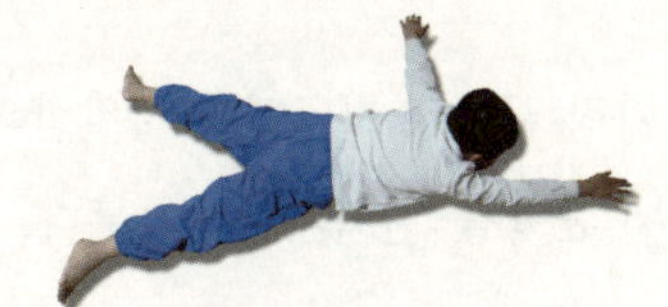

⑬오른손 위로 왼손 옆으로(엎드려)

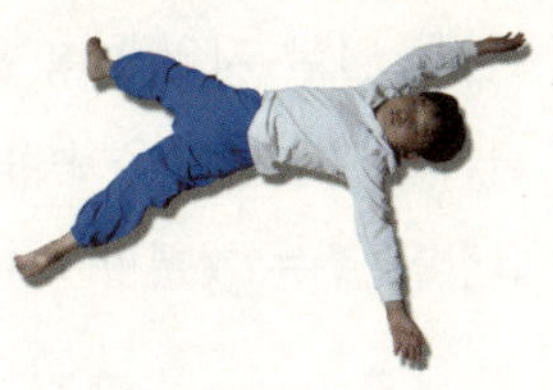

⑭왼손 오른쪽으로 돌리기

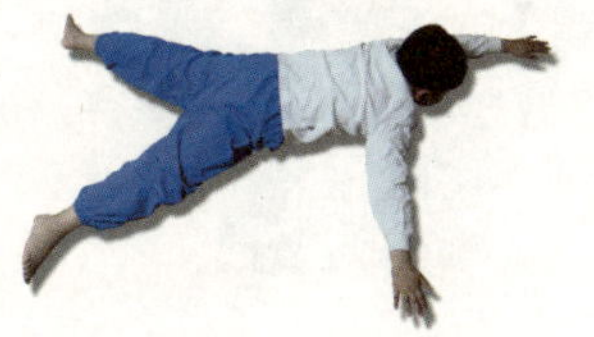

⑮왼손 위로 오른손 옆으로

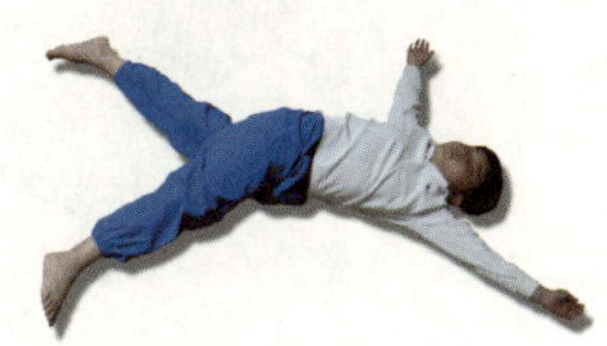

⑯오른손 왼쪽으로 돌리기

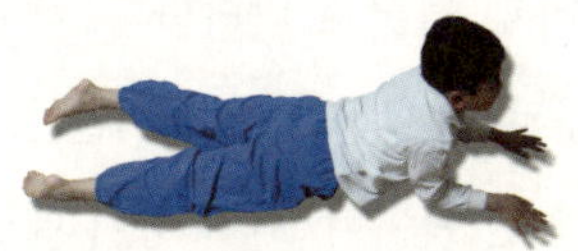

⑰손으로 바닥 짚기

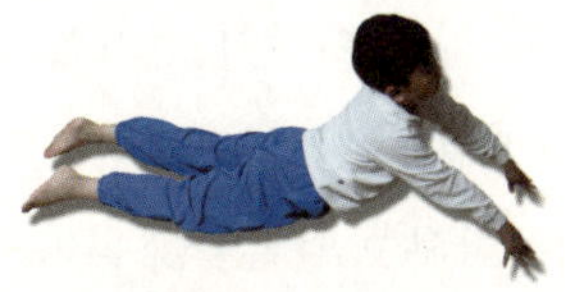

⑱팔꿈치 쭉 뻗기

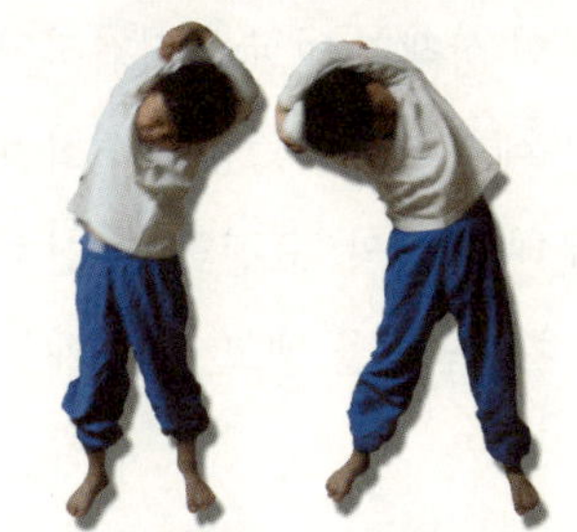

⑲팔꿈치 잡고 좌우로 기울기

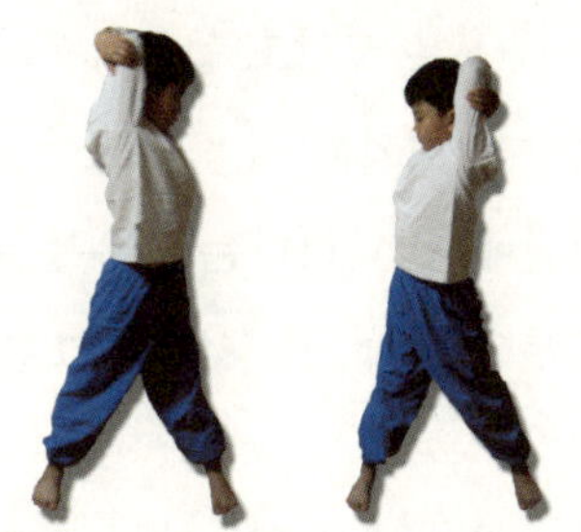

⑳왼쪽으로 오른쪽으로 돌리기

머리·얼굴 지압(189쪽 참조)

머리와 얼굴 부분을 손바닥이나 손가락 끝으로 자극하면 시원함과 편안함을 주는 것뿐만 아니라 안면부 근육을 탄력 있게 만든다.

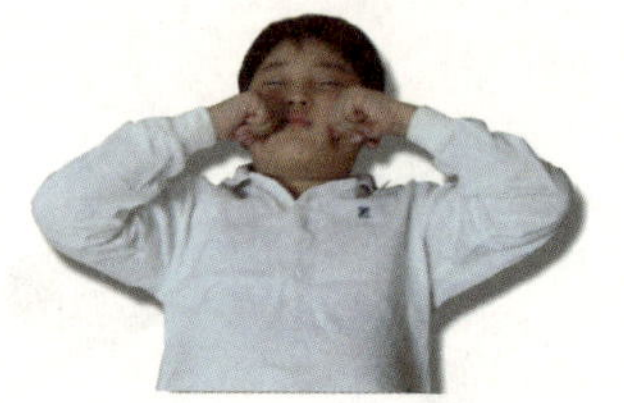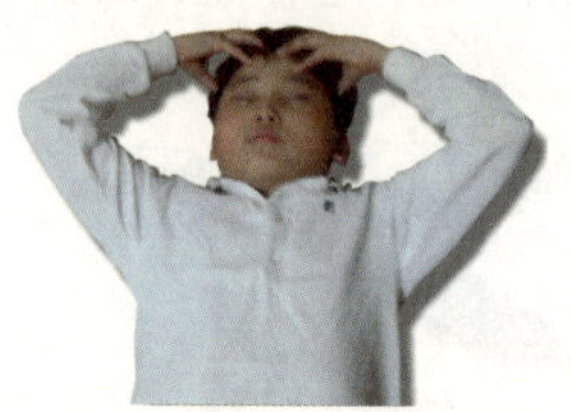

배 두드리기

위와 장에 이상이 생기면 그 증상이 바로 얼굴로 나타난다. 예를 들어 배탈이 나서 고생했거나 시험 공부로 밤새운 다음 날 얼굴이 푸석푸석하고 얼굴빛이 나빠지는 것이 그 한 예이다. 위와 장이 예민한 아이들이 감기로 배탈과 콧물 등으로 고생할 때 열심히 세수해도 얼굴빛이 칙칙하고 피부가 거칠다. 특히 비만으로 얼굴이 둥근 아이는 배(복부) 모양도 둥글게 된다. 이는 위장의 상태가 얼굴에 직접적인 영향을 미치고 있음을 보여 주는 단적인 예이다. 위와 장의 변화가 얼굴에 잘 나타나는 이유는 우리 몸 가운데 얼굴의 '표정근'은 신체 내부의 내장근(內臟筋)과 그 기원면에서 깊은 연관을 맺고 있기 때문이다.

내장과 피부에는 같은 상피 세포가 있고 이 상피 세포에는 유산균이 살고 있는데, 유산균은 외부에서 내부로 침입하는 세균이나 바이러스를 방어하는 역할을 하여 면역 기능을 높여 준다. 이는 곧 위와

196

장, 피부는 같은 역할을 하는 상피 세포를 가지고 있기 때문이다. 따라서 위와 장이 불편할 때 배를 두드려 주면 불편함이 해소됨과 동시에 얼굴, 몸매, 피부도 같이 좋아진다. 반면 배가 편안하면 신경도 안정되어 스트레스로 과식하는 아이들의 비만도 일부 줄여 주는 효과가 있다.

운동 방법

· 똑바로 눕거나 앉은 자세에서 열 손가락을 세워 배를 구석구석 누르거나 손바닥으로 두드린다. 특히 배꼽 주위와 갈비뼈 아래를 꼼꼼하게 두드리거나 누른다.

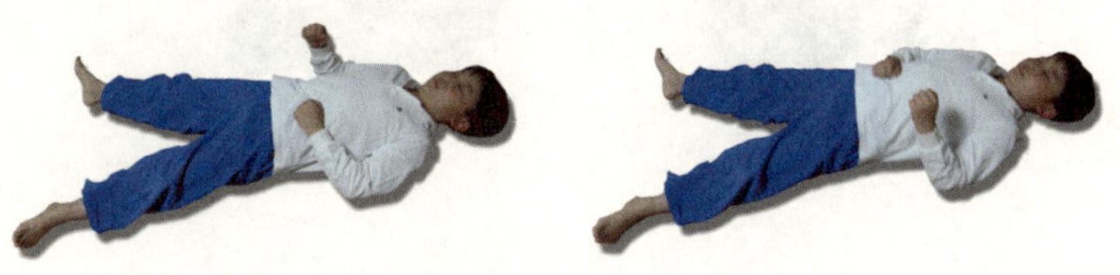

등 구르기

우리 몸을 구성하는 신경계 중 자율 신경계는 교감 신경과 부교감 신경으로 나뉘어져 뇌신경과 연결되어 있는데, 흉추와 요추에서는 교감 신경이 나오고 경추와 천추에서는 부교감 신경이 나온다. 따라서 전체 척추를 자극하는 이 운동은 교감 신경과 부교감 신경을 동시에 자극할 수 있어 좋다.

또한 교감 신경과 부교감 신경의 조화로 온몸의 근육과 혈관 신경 등을 조절하고 호르몬의 균형을 이루어 뼈까지 혈액과 영양분의 공급이 원활히 되므로 키의 성장에 도움을 준다.

197

운동 방법

　· 등을 둥글게 구부리고 앉은 자세에서 양손으로 무릎이나 허벅지를 감싸 안는다.

　· 뒤로 굴러 발끝이 멀리 머리 위 바닥에 닿도록 한다(절대 무리하면 안 된다).

　· 5 ～ 10번 반복한다.

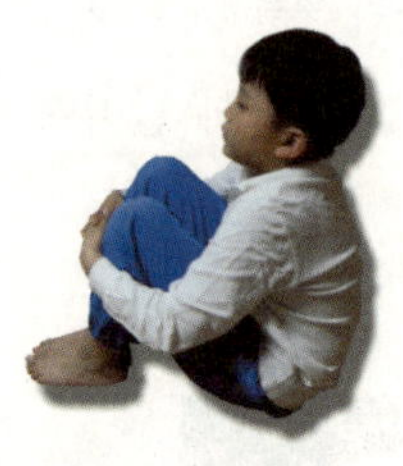 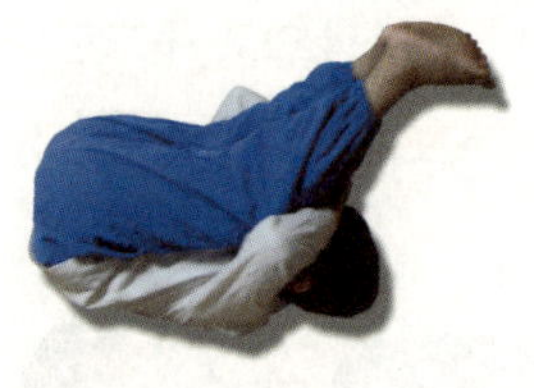

운동에도 좋은 시간이 따로 있어요

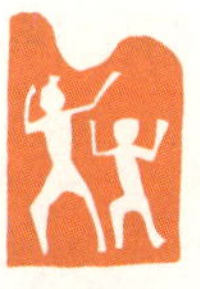

그렇다면 언제 운동을 해야 하는가? 누구에게나 운동은 필요하다. 또한 시간과 장소에 관계없이 마음만 먹으면 언제 어디서든 가능한 것이 바로 운동이다. 따라서 시간이 없다면 토막 시간에 짬짬이 운동을 해 주어도 안 하는 것보다는 훨씬 좋다. 하지만 현재 건강 상태가 좋지 않다면 몸의 체질에 따라, 현재 앓고 있는 병의 상태에 따라 어느 정도 차이를 두어 운동을 해야 그 효과를 배로 높일 수 있다.

만약 비만인 경우 새벽 시간의 공복 상태에서 운동하는 것이 좋다. 우리 몸은 잠자는 동안에 약 5퍼센트 정도의 포도당만 남기고 나머지 영양분은 지방으로 저장해 둔다. 남은 5퍼센트 정도의 포도당은 30분 정도 운동할 수 있는 정도의 에너지이기에 새벽에 30분 이상 운동을 하여 예비용으로 남겨둔 포도당을 모두 사용하면 우리 몸은 어쩔 수 없이 축적된 지방을 에너지원으로 사용하며, 이 지방 세포가 분해되어 살이 빠지는 효과가 있는 것이다. 이때 중요한 것은 반드시 30분 이상 운동을 해야 체지방을 분해시킬 수 있다는 점이다.

지방 세포의 양을 줄이는 방법으로는 교감 신경을 자극시켜 지방을 태워 물로 배출시키는 것과 부교감 신경을 자극시켜 지방의 체외 배출량을 늘리는 방법이 있다. 만약 식사량도 적고 매일 30분 이상 운동하고 물을 많이 마시는 데도 살이 안 빠진다면 운동 시간과 운동 방법을 바꾸거나 혼용해 볼 필요가 있다. 교감 신경을 자극시키는 운동은 일반적으로 자주 하는 달리기 · 축구 · 헬스 · 테니스 등이 있고, 부교감 신경을 자극시키는 운동에는 국선도 · 태극권 · 요가 · 명상 등이 있다.

특히 아이들의 잠자기 전에 하는 간단한 운동은 하루의 피로를 푸는 열쇠가 되고, 아침에 일어나면서 하는 운동은 온몸을 깨워 식욕 증진 · 집중력 향상 · 감기 예방 등에 많은 도움을 준다.

틈틈이 하는 운동이 좋다는 사실, 아세요

 아침에 등교하여 한두 시간 정도 공부에 집중하고 나면 점점 집중력이 떨어져 피로를 느끼기 시작한다. 특히 이러한 현상은 아침 식사를 거르고 등교한 경우는 더욱 심하다. 이런 경우 대부분의 학생들이 초콜릿이나 과자 등으로 허기를 달래고 공부를 계속하기 일쑤이지만 이때 잠시 잠깐이라도 운동을 하면 집중력이 좋아지고 피로감도 덜 느끼게 된다.

나이나 개인적인 차이는 있지만 우리 몸의 특성상 보통 한 가지 일에 집중할 수 있는 시간은 대략 30~50분 정도이다. 이는 공부를 하든 회사 일을 하든 가사 일을 하든 모두 마찬가지이다. 따라서 30~50분 간 집중하였다면 5~10분 간 휴식을 취하는 것이 일의 능률을 위해선 더욱 효과적인 것이다.

특히 어린이들의 경우 쉬는 시간마다 잠깐이라도 가벼운 운동으로 평소 공부할 때 쓰지 않던 근육을 움직여 주는 것이 좋다. 이는 스트레스도 풀리고, 피로 회복도 되며, 집중력 향상에도 도움이 되기 때문이다. 따라서 지금 이 순간부터 앞서 살펴본 운동 중 한 가지라도 즐겁게 실천해 보는 것은 어떨까.

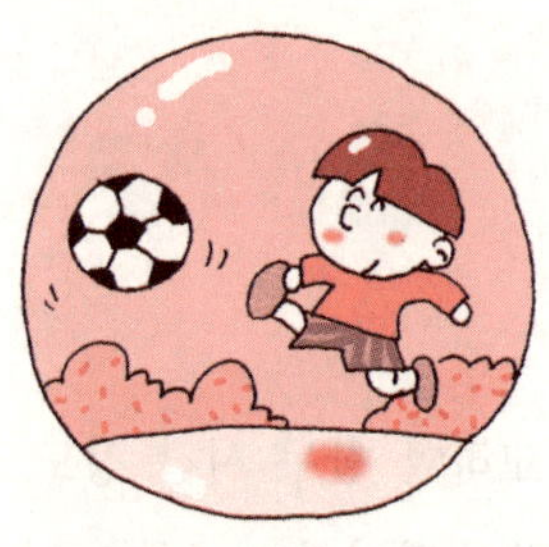

쉬는 시간에 잠깐 공놀이를…,
야호 신난다

웃음이 최고의 보약

 아이들은 누가 가르쳐 주지 않아도 사소한 일에도 끊임없이 웃음을 터뜨린다. 이러한 아이들의 웃음에는 보고 있는 사람마저 웃게 하는 마법과도 같은 힘이 있다. 어쩌면 건강한 웃음을 가진 아이들이 있는 집이 화목한 까닭이 바로 여기에 있는지도 모르겠다.

100세 이상 장수하는 노인을 대상으로 가족 구성원을 알아보니 그 대부분이 대가족 형태로 조사되었다. 이는 여러 장수 비결 가운데 온 가족이 함께 서로를 보듬으며 아이들의 건강한 웃음 속에서 함께 웃을 수 있다는 자체가 가장 큰 비결임을 보여 주는 단적인 예가 아닌가 싶다. 실제로 크고 밝은 웃음은 우리 몸 대부분의 근육을 이완시켜 긴장을 풀어 주며, 부교감 신경을 자극하여 몸이 편안해지고, 즐거운 식사, 잠, 소화에도 도움을 준다.

이러한 웃음은 스트레스로부터 생활의 여유를 갖게 하고, 온몸의 근육의 긴장을 풀어 주는 아주 좋은 운동이다. 한번 크게 웃는 웃음은 5~10분 동안 조깅하는 것과 맞먹는 효과가 있다. 그러나 일반적인 사람들은 이런 효과가 난다는 것을 믿지 않으려 한다. 조깅이 교감 신경을 자극하여 근육의 긴장감과 심장 박동수를 올려 주고 폐활량을 증대시키는 반면, 한번의 큰 웃음은 대부분의 부교감 신경을 자극하여 근육을 이완시키고 심장 박동수도 낮춰 주며 호흡수도 적어지도록 도와 준다. 이처럼 조깅과 웃음은 우리 몸에 서로 상반된 부분에 영향을 주고 효과도 다르지만 서로 보완해 주는 역할로 우리 몸에 좋은 영향을 주는 운동이라는 결론을 얻을 수 있는 것이다.

이처럼 웃음은 모든 운동 중 가장 기본임과 동시에 그 효과를 배가시켜 주는 매우 강한 촉매제이다. 또한 웃으면서 운동을 하면 그냥 운동할 때보다 면역 세포의 활성도가 훨씬 높아지기 때문에 면역 기능을 높이는 요소들이 활성화되어 어린이의 성장을 도울 뿐만 아니라 성인의 노화도 방지해 준다.

자, 이제 운동의 효과를 배가시키는 웃음에 관심을 가지고 더욱 많이 웃어 보도록 하자. 하루 1분의 웃음이 그날을 행복하게 만든다.

'일소일소(一笑一少).'

'웃는 얼굴에 침 뱉으랴.'

이는 웃으면 건강이 좋아짐은 물론, 좋은 낯으로 대하는 사람에게는 모질게 굴 수가 없으므로 대인 관계가 좋아지고 정신과 육체가 함께 건강해질 수 있다는 것을 표현한 말이다. 따라서 평소 웃음에 익숙치 못하다면 지금부터 하루에 10분 이상 크게 웃는 연습을 해 보는 것은 어떨까.

　그렇게 하면 옛말처럼 웃으면 복이 오는 것은 물론 우리 몸의 건강
역시 지킬 수 있을 것이다.

한 번 웃으면 1,000만 개 이상의 좋은 세포가 생기고, 한 번 화내면 1,000만 개
이상의 나쁜 세포가 생긴다.
*우리 몸의 세포는 약 60조 개
*1초에 세포가 생기고 없어지는 숫자 약 1,000만 개 이상
*제일 늦게 바뀌는 것은 뼈 부분으로 약 2년 6개월
*제일 빨리 바뀌는 것은 면역 세포(백혈구 등)로 수 초에서 평균 3일
*세포가 완전히 새로운 세포로 바뀌는 데 걸리는 시간 평균 69일
*몸이 환골 탈태(換骨奪胎)하는 데 걸리는 시간 약 2년 6개월~3년

맛있게 먹고 건강해지자

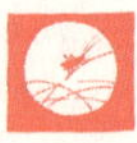

옛말 가운데 '음식에도 마음이 있다'라는 말이 있다. 이는 우리가 이 음식의 마음을 어떻게 받아들이고 맛있게 먹느냐에 따라 우리의 건강 역시 달라질 수 있다는 말이다. 실제로 맛있는 음식을 정말 맛있게 받아들이는 사람과 반대로 그저 의무에 의해서 먹는 경우는 많은 차이를 보이게 되는데, 이는 음식에 마음이 있듯 우리에게도 있는 이 '마음'이라는 녀석이 우리 몸의 굉장히 많은 부분을 결정하는 존재이기 때문이다.

웰빙 열풍과 함께 이젠 음식의 '맛'을 넘어서, 그 음식의 마음이 더 중요시 여겨지는 시대로 들어선 지금, 그렇다면 어떻게 해야 정말 맛있게 음식을 먹을 수 있을까?

음식에도 정(情)이 있다던데…

 오늘날 외식이 점차 가족 간의 가장 중요한 여가 활동 중 하나로 자리매김되고 있다. 아마도 그 이유는 편리하게 음식을 먹을 수 있다는 장점 때문일 것이다. 그럼에도 불구하고 외식을 한 후 대부분의 사람들은 대개 무언가 부족하다는 느낌과 함께 건강을 걱정하게 된다. 다른 부분은 뒤로 미루고, 우선적으로 영양학적인 측면만을 고려한다면 몇몇의 경우, 밖에서 먹는 음식이 집에서 그냥 먹는 것보다 훨씬 나을 때도 있을 것이다. 그럼에도 불구하고 느껴지는 이 2퍼센트 부족한 느낌은 과연 어디에서 비롯되는 것일까?

음식에는 음식을 만드는 사람의 정(情 : 정성)이 담겨 있게 마련이다. 이를 다시 말하면 음식에는 맛과 향, 영양가 이외에도 음식을 만드는 사람의 정성이 빠지지 않고 들어가야 한다는 소리이기도 하다.

예를 들어 비빔밥 하나를 만들더라도 먹을 대상을 생각하며 들어가는 재료 하나하나에 온갖 정성을 다 쏟아 만들게 되면 보다 맛있는 '정성 비빔밥'이 된다. 이는 이 음식에 만든 사람과 음식을 먹어 주는 사람의 마음을 이어 주는 보이지 않는 마력의 끈이 연결되어 있기 때문일 것이다. 우리가 외식의 장점을 충분히 누리면서도 항상 2퍼센트 부족함을 느끼는 이유가 바로 여기에 있다. 이를 풀어 말하면 바깥에서 먹는 음식의 경우 음식을 만드는 사람과 음식을 먹는 사람 사이에 아무런 교감이 없고, 또한 음식을 먹는 사람은 단지 만든 사람의 음식의 향과 영양가만을 즐겨야 하기 때문일 것이다.

뿐만 아니라 여기에는 바쁜 일상에 쫓겨 음식을 머리로만 계산하여 먹으려는 우리의 책임 또한 있다. 다시 말해 진정 그 음식 자체를 즐기려는 것이 아니라 무슨 음식은 어디에 좋고 어떤 영양 성분이 있으며, 하루에 필요한 열량은 몇 칼로리이기에 무엇무엇을 먹어야 한다는 둥 일일이 따지면서 먹는 우리의 생활 습관 자체가 문제인 것이다. 이는 정보의 홍수 속에서 살다보니 머리로만 음식을 먹어야 할 것 같은 느낌 때문일는지도 모른다.

이렇게 머리로 계산하여 음식을 먹음에도 불구하고 우리의 마음 한쪽에서는 끊임없이 정이 듬뿍 담긴 음식을 그리워하고 있다. 때문에 별다른 반찬이 없더라도 집에서 먹는 밥이 유독 더 맛있고, 허름한 식당 한쪽에서 할머니가 끓여 주는 된장국에서 시골 밥상과 같은 느낌을 받을 수 있는 것이 아닐까. 따라서 바쁜 아침, 조금 분주하고 번거롭더라도 정성이 듬뿍 담긴 밥상을 준비해 보는 것은 어떨까? 때론 밥 한 그릇에 담긴 따스한 정이 아이에게는 즐겁게 공부하고 친구들과 어울릴 수 있는 든든한 힘이 되어 줄 수 있을 것이다.

정성은 마음을 위한 음식

아이가 밥을 잘 먹지 않으면 대개의 엄마들은 왜 밥을
안 먹느냐며 아이들을 다그치는데, 그 전에 밥을 잘 먹
지 않는 원인을 살피는 세심한 배려가 필요하다. 만약
감각 기관에서 이상을 찾을 수 없다면 아이의 마음을
살펴보자.

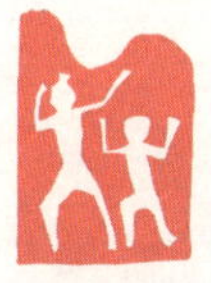

밥을 잘 먹지 않는 아이 때문에 고민하는 엄마가 의외로
많다. 그래서일까. 엄마들은 밥 잘 먹는다는 아이가 있다는
말을 들으면 두 귀를 쫑긋 세우게 된다는 것이다. 그렇지만
그 때마다 이야기는 대개 비슷하여 밥 잘 먹는 비결은 없다는 식으로
끝이 나는데, 그럼에도 엄마들은 밥 잘 먹는다는 이야기를 들으면
그 엄마에게 어떻게 하길래 아이가 밥을 잘 먹느냐고 다시 묻곤 한다
는 것이다.

밥상 위에 차려 놓은 음식이 산해 진미(山海珍味)라 해도 정작 그것
을 먹을 아이에게는 별다른 감흥을 일으키지 못할 수도 있다. 그럼
어떻게 하면 아이가 밥을 잘 먹을까?

아이가 밥을 잘 먹지 않으면 대개의 엄마들은 왜 밥을 안 먹느냐며
아이들을 다그치는데, 그렇게 하기에 앞서 아이들이 밥을 잘 먹지

않는 원인을 살피는 세심한 배려가 필요하다.

　먼저 아이의 눈·코·귀·입 등 감각 기관을 유심히 살펴볼 필요가 있다. 이는 말하자면 아이가 감기에 자주 걸려 후각 기능이 나쁘지는 않은지, 중이염으로 잘 듣지 못하는 것은 아닌지, 입안에 자주 염증이 생겨서 음식 맛을 느끼기도 전에 통증을 먼저 느끼는 것은 아닌지 등을 살피는 것을 의미한다. 만약 비염·축농증·중이염·인후염·구내염 등 이상을 발견하고 그 원인을 치료받으면 대개의 경우 다시 밥을 잘 먹는 경우가 많다.

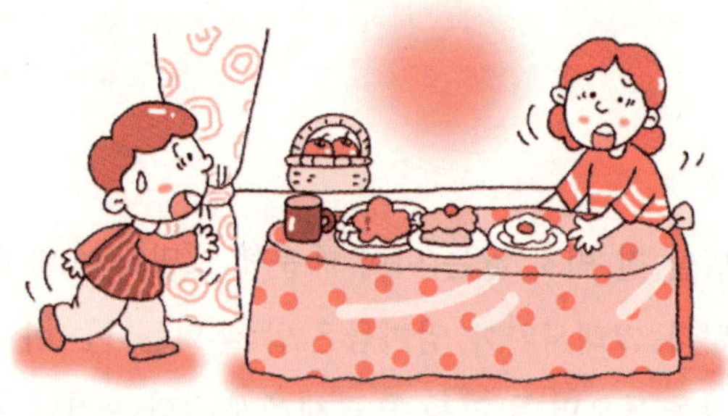

　만약 감각 기관에서 이상을 찾을 수 없다면 이제 아이의 마음을 살펴보자. 마음의 작용 중 하나인 '기분'은 음식 맛을 결정하는 주된 요인이자 아이의 오감을 촉진시키거나 둔화시키기도 하는 요소이다. 따라서 사랑으로 아이의 기분과 행동을 살피는 것이 때론 아이의 식습관을 고치고, 형성해 주는 데 매우 중요한 부분일 수도 있는 것이다.

　얼마 전 텔레비전에서 우리 나라 못지않게 일본에서도 자녀들을 명문 학교에 보내기 위한 교육열이 대단하다는 보도를 접했는데, '머리가 좋아진다는 집'의 등장이 그것이다.

한 건축 회사의 모델 하우스가 소개되면서 머리가 좋아지는 집이란 결국 부모가 아이와 대화를 많이 나눌 수 있고 관심을 갖고 지켜 볼 수 있도록 공간 배치를 배려한 집이라는 설명이었다.

자, 이제부터 엄마의 식사 준비 시간과 식사 시간을 엄마와 아이가 서로 공감하는 따뜻한 자리로 활용해 보자. 그러면 엄마의 정과 아이의 마음이 교감을 이루면서 아이는 즐겁게 식사하는 습관을 기를 뿐만 아니라 몸도 마음도 건강하고 똑똑한 아이로 자랄 수 있을 것이다.

*해산물(특히 조개류와 오징어)에는 타우린(간장의 대사를 촉진함)이 다량 함유되어 있고 카레에는 간 기능을 도와 담즙 분비를 촉진하는 효과가 있어 이들에게 특히 좋다. 여기에 하나 더 된장국도 꼽을 수 있다.
스트레스로 인한 배탈·설사를 할 때, 이러한 음식으로 간 기능을 도와 주면 신경 안정은 물론 수면에도 좋은 영향을 미친다.

가정 교육의 첫 걸음, 밥상 앞

가정 교육의 기본은 밥상 앞에서 비롯된다. 그래서 밥상 앞의 교육은 아무리 강조해도 지나치지 않는다. 아이들은 거기에서 올바른 식습관뿐만 아니라 문화와 전통까지 배울 수 있기 때문이다.

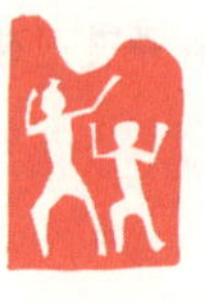

밥상 앞은 한 마디로 살아 있는 교육 현장이라 할 수 있다. 이는 예로부터 '밥상머리 교육'이란 말이 있었듯, 아이에게 예절뿐 아니라 문화와 전통까지도 가르칠 수 있는 또 하나의 교육의 장과도 같기 때문이다.

'아이는 부모의 그림자를 밟고 자란다'라는 말은 아이의 성장에 있어 부모의 역할이 매우 중요한 영향을 끼침을 일깨워 주는 말이다. 다시 말해 부모가 사용하는 언어·사고를 비롯하여 생활 습관 전반이 은연중에 아이에게 영향을 미칠 수 있다는 것이다. 따라서 우리 조상들은 자식들에게 부모와 한 밥상에서 '밥을 함께 먹는다'라는 유대감 외에도 부모의 생활 전반을 아이들이 배울 수 있도록 하였다. 밥상 앞은 웃어른의 말이나 행동을 자연스럽게 배울 수 있는 무언의 교육 장소 역할을 했기 때문이다. 바른 식사 예절, 이를테면 웃어른 먼저 수저 들기, 올바른 수저 사용법, 음식 골고루 먹기, 적당한 양만 먹기, 음식 남기지 않기 등도 밥상머리에서만 배울 수 있는 교육이었다.

음식을 먹는 중요한 이유 중의 하나는 몸에 필요한 영양소를 공급하는 일이다. 하지만 이에 못지않게 간과되어선 안될 부분이 밥상 앞의 교육적 기능이다. 아이들의 모든 교육의 토대는 가정 교육에서 비롯되어지며, 가정 교육의 기본은 바로 이 밥상 교육이다. 때문에 밥상 앞 교육은 아무리 강조해도 지나치지 않은 것이다.

요즘은 가족 구성원 각자 바삐 생활하다 보니 온 가족이 함께 모여 음식을 먹는 것이 쉽지 않은 일이지만, 서로 노력해야 할 부분이다. 물론 오늘을 사는 우리가 다시 옛날의 생활 방식을 고수하며 살 수는 없다. 그렇지만 밥 먹는 자리 하나에서조차 아이들에게 올바른 교육을 시키고자 했던 옛 어른들의 그 마음만은 되새겨 볼 필요가 있지 않을까.

아침 식사는 거르면 안돼요

성장이 왕성하게 일어나는 18세까지는 아침을 먹지 않으면 성장에 치명적인 영향을 주며, 감기에도 쉽게 걸리고 잔병치레도 많이 하게 된다.

아침밥은 하루를 상쾌하고 의욕적으로 보내기 위한 건강의 필수 조건이다. 아침을 먹어야 하루 동안 활동할 수 있는 충분한 에너지원도 보충할 수 있기 때문이다. 특히 성장 활동이 왕성하게 일어나는 18세까지는 더욱이 아침을 거르지 않는 것이 좋다.

그럼 왜 아침을 꼭 먹어야 할까? 결론부터 이야기하면 '생체 리듬상의 이유' 때문이다.

아침을 먹지 않으면 첫째, 비만과 성인병의 원인이 된다.

아침을 거를 경우 생체 리듬에 변화가 생겨 아침을 거른 보상 심리로 대개 저녁을 많이 먹게 된다. 문제는 저녁 시간은 활동량이 적어 에너지 소모량이 낮 시간에 비해 떨어지므로 영양소가 많이 남게 된다는 데 있다. 식사 후 몸을 움직이면 먹은 음식의 약 20퍼센트 정도가

214

지방으로 쌓이지만 식사 후 잠을 자면 먹은 음식의 약 40~50퍼센트 정도가 지방으로 쌓이게 된다. 이때 과잉 흡수된 영양소는 그대로 축적되어 비만과 성인병의 원인이 된다. 특히 성장기에 발생하는 소아 성인병은 성장 당시의 건강을 위협할 뿐만 아니라 원만한 성장을 방해하여 미래의 건강까지 위협하게 되고 자칫 평생을 환자로 지내게 하는 원인이 되기도 한다.

둘째, 집중력이 떨어진다.

아침을 거르면 공부를 시작한 지 1시간 정도 이후에는 집중력이 떨어져 공부를 해도 능률이 오르지 않을 뿐만 아니라 졸음까지 오게 된다. 이는 대뇌의 에너지가 부족하다는 신호인데, 아침밥을 거르면 대뇌의 에너지 부족으로 뇌의 활성도가 둔화됨과 동시에 집중력이 떨어지게 된다.

셋째, 잔병치레가 많다.

생체 리듬이 깨어지게 되어 감기에도 잘 걸리는 등 자연 치유력이 떨어져 잔병치레도 많아지게 된다.

넷째, 성격까지도 변한다. 심지어 충치 부분에 있어서도, 미국 〈치과협회저널〉에 의하면 아침을 거르는 어린이(2~5세)는 그렇지 않은 아이에 비해 충치가 생긴 경우가 4배나 높은 것으로 나타났다.

현대의 추세에 따라 선식이나 우유 한 잔을 아침밥 대신으로 먹는다면 이는 영양소의 부족으로 이어지므로 바람직하지 않은 현상이다. 특히 자라는 어린아이나 활동량이 많은 청소년의 경우 이는 반드시 피해야 한다. 소중한 아이 사랑의 시작은 아침밥을 챙겨 먹이는 것에서부터 비롯된다는 사실을 잊지 말아야 한다.

*아침 먹기 30분 전에 꼭 구강 마사지를 한다.

침이 잘 나오도록 구강 마사지를 해 주면 아침밥을 잘 먹을 수 있을 뿐만 아니라 노화 방지와 피부 미용에도 아주 좋다. 구강 마사지란 잠들어 있던 몸을 깨우고 서서히 대사량을 높여 소화관에서 음식을 받아들일 준비를 시키는 것이다. 따라서 구강 마사지를 하면 맛있게 식사를 할 수 있고 소화 흡수력도 좋아진다.

구강 마사지 방법 : 혀로 치아 안과 밖을 마사지한 다음, 입을 크게 벌렸다 닫았다 반복하면서 음식 없이 씹는 연습을 한다. 딱딱딱딱 소리가 나도록 하면 침의 생성을 돕고 배고픔을 느낀다.

*좋은 물(과일이나 채소, 녹즙도 좋음)을 한 컵 마신 후 아침 운동을 한다.

아침 운동이 습관화되어 있으면 아침을 잘 먹는다. 시간이 없어 아침 운동을 할 수 없다면 적어도 식사 30분 전 구강 마사지를 하고 가벼운 체조와 스트레칭을 한다. 아이들과 같이 하게 되면 가족의 건강은 물론 유대감도 높아진다. 하루 5분씩만 투자하면 자신의 노후에 큰 재산이 될 것이다.

음식은 꼭꼭 씹어 먹어요

뇌를 발달시키고 몸의 모든 유기적인 시스템의 강화를 위해서는 꼭꼭 씹는 훈련이 최고이다. 이 훈련은 뇌세포를 자극하여 기억력을 높이고 소화관을 튼튼히 해 준다.

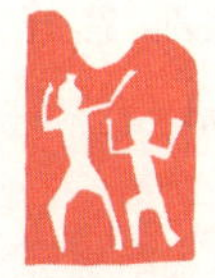

대개의 부모들이 아이의 뇌 발달에 좋다고 하면 경제적인 부담을 감수하면서까지 과감히 투자한다. 이를테면 감성을 키운다는 책, 아이큐를 높여 준다는 비디오, 창의력을 계발한다는 장난감 등이 바로 그것이다. 그러나 이 전에 우리 몸을 한번 유심히 살펴보자.

우리 몸은 매우 정밀한 시스템으로 이루어져 있다. 이 시스템은 서로간에 견고하게 연결되어 있으므로, 이 중 한 프로그램만을 강화한다고 하여 몸의 발달이 빨라지거나 건강이 더욱 증진되는 것은 아니다. 책이나 장난감 등으로부터 형성되는 자극·정보 등이 뇌를 발달시키는 데 어느 정도 도움을 주는 것은 사실이지만 이것만으로 뇌가 발달하는 데 충분 조건이 되지는 않는다. 단편적인 효과에 그칠 뿐이다.

217

뇌를 발달시키고 몸의 모든 유기적인 시스템의 강화를 위해서는
무엇보다 '꼭꼭 씹는 훈련'이 최고라 할 수 있다.

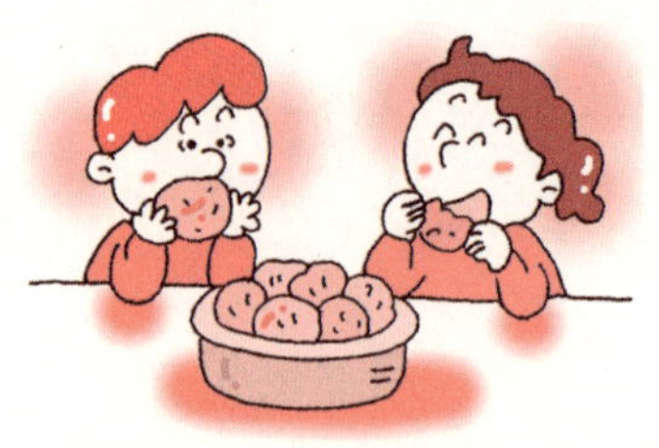

그래서 음식을 먹을 때는 어른 아이 할 것 없이 누구나 꼭꼭 씹어먹
어야 하는 것이다. 꼭꼭 잘 씹는 저작 훈련은 뇌세포를 자극하여 기억
력을 높이고 소화관을 튼튼히 해 준다. 따라서 부모의 지나친 기대로
값비싼 장난감 등을 사주기 전에 먼저 경제적이면서도 쉽게 할 수
있는 '꼭꼭 씹는 훈련'을 아이에게 시켜 보는 것은 어떨까.

여기서 잠깐! 한 통계 자료를 보면 우리 나라의 위암 발생률은
남성 24.4퍼센트, 여성16.3퍼센트로 세계 1위이다. 또한 대부분의 직장
인이 가벼운 위장병에서부터 심한 위장병까지 다양한 위장 질환에
시달리고 있다.

위장병의 중요 원인의 하나는 음식을 잘게 씹지 않는 데에서 비롯
된다. 그러므로 위장병을 예방하기 위해서 역시 어릴 적부터 꼭꼭
잘 씹는 습관을 들이는 것이 중요하다.

*뇌의 해마 부위가 활성화되어 뇌의 발달에 도움을 주고 치매를 예방한다.

*침의 분비가 늘어 노화를 지연한다.

*몸의 산성화를 예방한다.

*포만감을 높여서 비만을 예방한다.

*위산 분비를 촉진하여 소화 기능을 돕는다.

*씹을 때에 뇌로 좋은 정보가 전달된다.

침은 우리 몸 최고의 보약

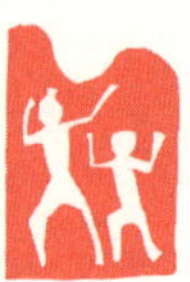 하루에 만들어지는 침의 양은 얼마나 될까? 대략 1~1.5리터 정도이다. 이는 200시시 컵에 담아 6,7컵 정도의 분량이니 결코 적은 양은 아니다.

우리는 얼굴·피부 등에는 관심이 있지만 정작 중요한 침에 대해서는 별로 의식하지 못하는 것이 사실이다. 이 말은 외관상 남들에게 보이는 얼굴·피부 등을 가꾸기 위해서는 많은 시간과 노력을 투자하지만 겉으로 드러나지 않는 침샘을 가꾸기 위한 노력은 하지 않는다는 것이다. 그러나 외관상 드러나는 아름다움을 가꾸기 위해서, 그리고 투자한 만큼 효과를 얻기 위해서는 침샘을 잘 가꾸는 것 역시 중요하다.

침! 침은 조물주가 인간에게 준 최대의 보약이다. 이 침 속에는 면역 단백질이 함유되어 있어 우리 몸의 노화를 억제하고 외부로부터 유입

되는 세균·바이러스 등을 박멸하여 외부 감염으로부터 몸을 보호해 주는 아주 중요한 기능을 한다.

우리 조상들은 함부로 침을 뱉는 것을 금기시하였다. 이는 위생상 미관상의 이유도 있겠지만 이 외에도 오랜 세월 동안의 경험을 통해 침의 중요성을 동시에 인식하고 있었기 때문일 것이다.

따라서 침의 중요성은 아무리 강조해도 지나치지 않는다. 가끔 감기에 걸리거나 체력이 약해서 또는 밥을 잘 안 먹는다고 아이를 데리고 한의원에 내원하는 부모에게 침의 중요성을 이야기하면 귀담아 듣지 않거나 웃음으로 흘려버리는 경우가 있어 안타까울 때가 많다.

앞서 살펴본 바와 같이 침은 우리 몸의 면역력을 증가시키고 노화를 방지하는 아주 중요한 역할을 한다. 침에는 '파로틴'이 함유되어 있어서 몸의 노화를 방지하고, '페록시디아제'라고 하는 항산화 물질이 함유되어 있어 음식물에 섞여 들어오는 발암 인자를 처리하는 것이 그것이다.

여기서 잠깐! 니시오까 하지메 박사의 침에 대한 재미있는 실험에 잠시 귀를 기울여 보자.

나는 실험실에서 김치 냄새로 생겨난 침＋이로운 균(유산균)＋활성 산소를 넣은 그룹 A와 타액을 뺀 이로운 균＋활성 산소를 넣은 그룹 B를 각각 하루 동안 배양했다. 결과는 그룹 A는 침이 활성 산소를 억제하여 이로운 균이 정상적으로 번식했지만 그룹 B는 활성 산소가 이로운 균의 번식을 막았다. 이렇듯 타액은 활성 산소를 무력화시키는 효과를 보여 준다.

이처럼 침은 활성 산소를 억제하여 노화를 방지하는 기능을 한다. 또한 입에는 침과 같이 중요한 역할을 담당하는 '유산균'이 존재한다. 이 유산균은 구강을 지키는 파수꾼인데, 하지메 박사의 실험은 침과 이 유산균은 우리 몸의 노화 방지와 면역에 중요한 역할을 담당한다는 것을 보여 주는 아주 좋은 사례이다.

그렇다면 이 소중한 침샘을 가꾸기 위해 우리 아이들에게 먹여야 할 음식에는 어떠한 것들이 있을까? 바로 우리의 고유한 음식인 김치·동치미·매실 등이 그것이다. 이들 음식은 침의 생성을 도와 주는 식품으로 유명하다. 생각을 하는 것만으로도 벌써 입안에 침이 고이지 않는가?

세균 감염으로부터 우리 몸을 보호하면서 항생제의 사용을 최대한 줄이는 방법은 세균을 방어하는 '자가 면역'을 기르는 일이다. 자가 면역을 향상시켜 세균의 활성을 막는 방법에는 여러 가지가 있는데, 이 중 한 가지가 침의 역할을 증대시키는 일이다.

> **Tip**
> 침의 기능은 이래요

*음식물을 적셔서 부드럽게 하여 삼키기 쉽게 만든다.
*음식물을 용해시켜 미뢰를 자극함으로써 맛을 알게 한다.
*입안을 축축하게 유지시켜 말하는 데 도움을 주고, 항상 구강을 청결하게 씻어 주며, 노화 방지와 면역력을 증가시킨다.
*소화 효소인 아밀라아제를 분비하여 전분을 맥아당과 포도당으로 가수 분해시킨다.

잘 재워 똑똑한 아이로

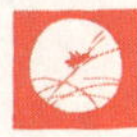

　　우리는 하루도 잠을 자지 않고는 견딜 수 없으며, 이 잠이라는 작용을 통해 우리 몸의 여러 대사를 수행하기도 한다. 특히 어린아이들의 경우 이 잠을 자는 시간은 어른에 비해 비교적 긴 것이 사실인데, 이것을 부모가 어떻게 받아들이고 잘 관리해 주느냐에 아이들의 생활 습관이나 건강상의 문제가 180도 달라질 수 있다. 하지만 실제로 이 사실을 아는 엄마들은 그다지 많지 않은 것 또한 사실이다.

　　그렇다면 이제부터, 어떻게 아이의 잠을 받아들여야 하며, 어떠한 방법으로 관리를 해 줘야 할까?

잠을 많이 자는 아이가 똑똑하다

장기 기억은 특별한 경험이나 잠을 잘 때에 얻어지는 것으로 잠을 제대로 많이 자는 것은 지식의 창고를 넓히는 작업 가운데 한 과정이라 할 수 있다.

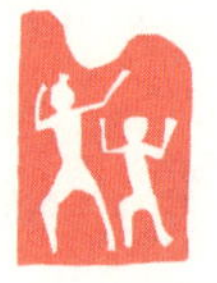 어릴 때 잠을 많이 자는 아이가 적게 자는 아이에 비해 건강하고 똑똑한 것은 이미 널리 알려진 사실이다. 충분한 수면은 몸 속 대사 과정에서 발생한 노폐물을 몸 밖으로 배출하는 것을 돕고 뇌에도 충분한 휴식을 제공해 준다. 이는 스펀지가 물을 빨아들이듯이, 아이의 뇌가 적절한 환경에서는 집중력을 발휘하여 엄청난 양의 정보를 순간적으로 흡수하는 것을 의미한다. .

흔히 우리는 잠을 잘 때 뇌도 같이 잠들게 된다고 생각하기 쉽다. 그러나 뇌는 우리가 잠들어 있을 때도 끊임없이 활동한다. 다만 깨어 있을 때와는 다른 일을 하며 낮 시간과는 다른 목적을 가지고 일을 할 뿐이다. 밤중의 충분한 수면은 낮 시간의 집중력을 높이고 성격을 안정시키는 데에도 도움을 준다. 다시 말해 잠은 마치 배터리처럼 우리의 뇌를 충전시키는 역할을 하여 기억력과 정서적 특성, 성격과

행동에까지 영향을 미치는 것이다.

아이가 필요한 만큼 충분히 잠을 자지 못하면 항상 졸린 것처럼 보이며 모든 것에 시들해 하고 짜증을 내거나 혹은 반대로 지나칠 정도로 활동적이고 산만한 경우를 볼 수 있는데, 이것이 집중력 부족과 기억력 부족으로 이어져 학습력을 떨어뜨리는 원인으로 작용하기도 한다.

이러한 아이들의 학습 능력에 중요한 영향을 미치고 있는 것 중의 하나가 '기억력'이다. 그렇다면 사람의 기억이란 어떤 특성을 가지고 있으며 잠은 이러한 사람의 기억력에 어떤 영향을 미칠까?

사람의 기억에는 장기 기억과 단기 기억이 있다. 예를 들어 초대형 블록버스터류의 영화를 본 뒤를 생각해 보자. 영화를 본 뒤 한동안은 현실에서 느끼지 못하는 강렬한 느낌을 받는다. 하지만 영화를 본 후 며칠이 지나면 전체적인 내용 대신 몇몇 충격적인 장면만이 남게 되고 이것마저도 점차 시간이 흐르면서 기억에서 사라지게 된다. 이렇게 현재 경험한 것을 잠시 기억 속에 두는 것을 단기 기억이라 부른다. 반면 재미있는 책을 골라 밤새워 읽은 뒤, 그것이 평생 잊혀지지 않는 기억으로 남게 되는 경우는 장기 기억으로 분류될 수 있다. 이런 장기 기억은 숙면을 취할 때 특히 강화되는 경향을 보인다. 때문에 잠을 '제대로' 그리고 '많이' 자는 것은 지식의 창고를 넓히는 작업을 하는 과정 중 하나라 하는 것이다.

충분한 잠은 습득한 정보를 장기 기억으로 저장되게 해 주는 것은 물론 내일을 위한 재충전과 함께 학습 효과도 올리는 두 마리 토끼를 함께 잡게 해 주는 중요한 요소이다.

새벽은 기억력을 올리는 황금 시간대

새벽 4시에서 아침 9시까지의 시간은 저장할 수 있는 기억의 양이 가장 많이 증가하는 때이다. 이유는 이 시간대에 기억의 양을 증가시키는 데 뛰어난 힘을 발휘하는 호르몬인 '코티졸'이 왕성하게 분비되기 때문이다.

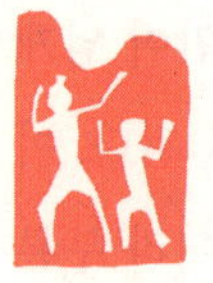 공부를 잘하기 위해서는 깨어 있는 동안 대뇌를 자극하는 정보를 최대한 습득하여 단기 기억에 저장하고, 충분한 수면을 통해 습득한 정보가 장기 기억으로 전환되게 해야 한다. 말하자면 하루는 24시간으로 동일하므로 충분히 잠을 자면서 공부도 잘하려면 최대의 효율을 낼 수 있는 시간에 공부하는 지혜가 필요하다.

대뇌의 자극량이 최대로 늘어나는 시간대는 새벽 4시부터 아침 9시까지이다. 이 시간대에 공부를 하면 대뇌 자극의 양이 늘어나는데 그 이유는 다음과 같다.

첫째, 조용하여 공부에 집중할 수 있다. 저녁 시간에는 주변 환경이 혼란하여 뇌가 한곳으로 집중하기 어렵다.

둘째, 뇌가 충분한 잠으로 깨끗이 청소된 상태에서 새로운 기억을 받아들일 수 있다.

셋째, 이 시간대는 하루 중 기억력과 직관력이 가장 높은 시간대다.

이 시간대에는 기억의 양을 증가시키는 데 뛰어난 힘을 발휘하는 호르몬인 '코티졸'이 가장 왕성하게 분비된다. 코티졸이란 낮에 밤보다 두 배 이상 많이 분비되고, 특히 새벽 시간에 가장 많은 양이 분비되어 우리 몸을 깨우는 일을 하는데 이때 뇌도 같이 깨어나게 된다. 이러한 코티졸은 뇌 활동의 에너지원으로 사용되는 포도당의 공급을 조절하는 역할을 담당한다.

코티졸의 분비량이 많고 적음에 따라 뇌로 공급되는 포도당의 공급량이 조절되고, 동시에 뇌 활동도 조절되게 되는 것이다. 그러므로 코티졸의 분비량이 증가하여 포도당을 뇌로 집중적으로 보급하여 주는 이 시간대는 기억력과 직관력이 가장 높다. 다시 말해 '기억력의 힘'을 가장 많이 발휘할 수 있는 '황금 시간대'인 것이다.

마지막으로, 장뇌(腸腦) 호르몬의 도움을 받는다.

장뇌 호르몬은 모세 혈관을 확장시켜 뇌의 혈액 순환을 도와 주어 뇌 신경 세포가 활성화되고 뇌와 소화 기관이 연대하여 몸 속에 쌓인 노폐물을 배출하여 대뇌가 활동을 원활히 할 수 있도록 도와 준다. 즉 뇌가 깨끗이 청소된 상태에서 새로운 기억을 받아들일 수 있도록 돕는 역할을 하는 것이다.

잠은 치유의 마법사

잠의 부족으로 인한 아이들의 평소 인내심 부족, 매사에 의욕 상실·짜증 등을 잘 관찰하고 치료하면 나중에 올 수 있는 주의력 부족 및 과잉 행동 장애·학습 장애·성장 장애·성격 장애 등을 예방할 수 있다.

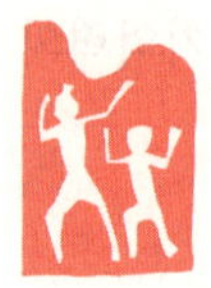가끔 지나친 업무나 공부 등으로 잠을 이루지 못했거나, 밤만 되면 이유 없이 찾아드는 불면증 등으로 인해 선잠을 잔 경우, 대부분의 사람들은 꾸벅꾸벅 졸기도 하고, 여의치 않을 경우엔 평소의 2배 이상의 피곤함을 느끼게 된다. 이는 피로 누적으로 인해 우리 몸이 휴식을 원하는 아주 자연스러운 현상이다. 몸이 피로하면 흔히 음악 듣기·산책·텔레비전 보기 등의 방법으로 휴식을 취하지만, 잠자는 것이 가장 효율적인 방법이다. 즉 잠을 자는 동안 몸이 느끼는 휴식은 잠자지 않고 느낄 수 있는 휴식과는 질적으로 다르기 때문이다.

잠이란 육체적·정신적 피로로 인해 나타나는 정상적인 반응이다. 그래서 잠이 부족하거나 질적으로 원활하지 않을 때, 우리 몸은 매우 다양하게 신호를 표시한다. 이 같은 신호는 처음에는 무시해도 큰

무리가 없을지 몰라도 이러한 현상이 오랜 시간 계속된다면 서서히 누적되어 우리 몸의 적신호로 나타나게 된다.

특히 아이들의 경우 이는 신경 발달에도 영향을 미쳐 정상적인 성장을 방해하는데, 이것을 아이 스스로나 부모가 인식했을 때는 이미 많은 시간이 지난 후이다. 그러므로 아이들에게 나타나는 여러 가지 증상과 신호를 유심히 관찰하는 것도 좋은 부모가 되는 중요한 자격 가운데 하나인 것이다.

잠의 부족으로 인한 아이들의 평소 인내심 부족, 매사에 의욕 상실, 짜증 등을 잘 관찰하고 치료하면 그 뒤에 올 수 있는 주의력 부족 및 과잉 행동 장애(ADHD)·학습 장애·성장 장애·성격 장애 등을 예방할 수 있다. 그렇다면 잠을 잘 자는 것은 우리 아이에게 어떤 도움을 줄까?

가장 먼저 잠을 자는 동안 우리 몸은 충분한 휴식 시간을 갖는다. 잠들기 전에 몸이 피곤하고 힘들어도 충분히 잘 자고 나면 아침에 가뿐하게 일어났던 기억을 누구나 가지고 있을 것이다.

또한 충분한 수면은 감염에 대한 저항력을 높이는 데 아주 중요한 역할을 담당한다. 건강한 젊은 성인들을 대상으로 한 실험에서 잠이 너무 부족하면 백혈구의 수치가 떨어질 수 있는데, 이때 그로 인해 우리 몸의 방어 체계의 효율성도 떨어진다는 사실이 이미 밝혀진 바 있다. 또 하루나 이틀 정도만 잠을 자지 못해도 자연적으로 만들어지는 대식 세포가 적게 만들어져 감기 같은 바이러스에 저항하는 면역력이 떨어지게 된다.

따라서 '잠'이 원인이 되어 나타날 수 있는 우리 몸의 여러 가지 신호와 증상을 없앨 수 있는 가장 좋은 방법은 아이에게 올바른 잠자기 습관을 길러 주는 것이다. 잠을 잘 자는 것만으로도 성장 · 면역 강화 · 노화 방지 등을 할 수 있고, 또한 정서적인 안정을 얻을 수 있다. 그러므로 어릴 때부터 규칙적으로 자는 습관을 정해 습관을 들여 놓는 것이 미래의 건강을 얻기 위한 지름길임을 기억하자.

아가의 **첫 교육**은 행복한 잠자리 만들기에서부터

태교의 중요성은 일찍부터 강조되어 왔다. 그런데 우리는
태교를 단순히 임신 기간 중에만 국한시켜 생각하는 경향
이 있는데 실제로 건강한 아이를 얻기 위해서는 이 '태교'
를 임신 전의 엄마 몸과 자궁 관리에서부터 임신 기간, 출산과 출산
후의 산모와 신생아 관리에 이르기까지 확장시킨 개념으로 이해하고
준비해야 한다.

건강한 아이를 얻기 위한 첫 단계는 임신 후 태아가 자라게 될 태내
환경을 준비하는 일이다. 그러므로 임신을 준비하는 부부라면 사전
검사와 의사의 진단을 통해 태아가 자라게 될 자궁과 엄마 몸의 상태
를 미리 점검하고 건강 상태를 바로잡아 줄 필요가 있다. 임신 전부터
눈으로 확인할 수 있는 자궁과 난소의 결함 상태 및 기능 장애에 관심
을 기울여야 한다.

엄마의 자궁은 태아가 열 달 동안 건강하게 자랄 수 있는 환경을 제공하는 방이라고 할 수 있다. 이때 이 방이 깨끗하고 아늑해야 태아 역시 더욱 건강하게 자랄 수 있는 것이다. 특히 임신 전에 인공 유산 혹은 자연 유산의 경험이 있다든지 생리가 불규칙하고 생리통이 심한 경우 더욱더 자신의 자궁이 태아가 아늑하게 쉴 수 있는 방인지 의심해 보아야 한다. 여성들의 정상적인 생리(월경) 상태는 이 방의 상태에 대한 하나의 표시와도 같다.

아이를 위한 방이 마련되었다면, 이제 그 다음 단계인 건강한 엄마와 아빠의 만남에 의한 건강한 정자와 난자의 결합이다. 이때부터 한 생명체를 탄생시키기 위한 세포 분열이 시작되는데, 이것이 바로 '임신'이다.

태교의 세 번째 단계는 임신 기간 중의 엄마 몸 관리이다. 이 기간은 사람의 거의 모든 장기가 만들어지고, 일생을 통틀어 키가 가장 많이 자라는 시기인데, 이 기간 동안 키의 성장은 50센티미터 정도나 된다. 이 중요한 시기에 엄마 몸 관리를 위해 무엇보다 중요한 것이 바로 '충분한 잠'이다. 임신을 하게 되면 엄마 몸에는 임신을 하기 전보다 훨씬 많은 양의 노폐물이 쌓이게 된다. 이는 임신 후 엄마와 태아의 노폐물의 모두가 엄마 몸에서 합쳐지기 때문이다. 그에 따라 엄마의 몸은 더 많아진 노폐물을 처리하기 위해 많은 노력을 하게 되는데, 이 노폐물을 가장 많이 처리할 수 있는 때가 바로 잠을 잘 때이다. 때문에 임신 초기에는 시도 때도 없이 졸리고 자꾸만 자리에 눕고 싶어지는 것이다. 이렇게 졸릴 때는 잠을 억지로 참지 말고 되도록 많이 자 두는 것이 좋다.

또한 이 시기 잠 못지않게 중요한 것이 '산모의 정서적 안정'이다.

임신 시기에 산모와 태아는 탯줄이라는 가느다란 혈관을 통하여 서로 연결되어 있다. 이때 산모가 스트레스를 받으면 그로 인해 혈액이 나빠지고 근육에 긴장이 생겨 태아에게 직접적인 영향을 주어 태아를 산소 결핍과 영양 부족에 빠지게 할 수 있다.

따라서 산모가 충분한 영양분을 섭취하고 편히 휴식을 취할 수 있도록 주변에서 몸과 마음을 편안하게 해 주어야 하고, 외부로부터 위험한 자극도 받지 않도록 최대한 보호해 주어야 한다. 그리고 산모 스스로도 태아에게 최대한 좋은 환경을 만들어 주도록 노력하는 태도가 필요하다.

한편 아기집에는 '선택적 투과성'이 있어 엄마 몸에서 좋은 것은 받아들이고 나쁜 것은 거부하는 기능이 있다. 그렇지만 정맥 혈관이 따로 없는 태아의 탯줄 혈관의 경우, 영양분과 노폐물이 같이 뒤섞여 있는데, 이곳을 통해 만일의 경우 안 좋은 혈액이 태아에게 흘러들어가게 되면 태아는 무방비 상태로 그 영향을 그대로 받을 수밖에 없다.

정상적인 생리란 이래요

*주기가 정확해야 하며(28±3일, 즉 25~31일), 기간은 5~7일 정도, 생리량이 충분해야 한다.
*생리통이 없어야 한다. 통증은 이상이 있다는 신호이다.
*생리색은 깨끗하되 생리혈에 덩어리가 없어야 한다.
*생리량이 충분해야 한다(보통 중형 생리대 15개 정도가 정상).
*배란기에 통증이나 비정상 분비물이 없어야 한다.
*생리 전 긴장증이 없어야 한다.

잠의 부족이 질병과 친하다는 사실, 아세요

 잠의 부족이란 '잠의 양이 적은 것과 질이 나쁜 것'을 함께
포함한다. 기본적으로 잠의 부족으로 인한 아이의 병을 치
료할 때는 많이 푹 재우는 것이 최선인데, 이때 잠을 자게
하기 위해 편안한 환경을 만들어 주고 잠자는 시간을 규칙적으로 지
키는 것이 중요하다.

아이들이 충분한 잠을 자고 있는지, 잠의 부족으로 고생하고 있는
지에 대해서는 잠이 부족할 때 아이의 몸에 나타나는 상태와 비교하
여 짐작할 수 있다. 잠이 부족할 때 나타나는 양상은 어른과 아이가
크게 다르지 않기 때문이다. 어른들의 경우 잠을 못 자면 매사에 짜증
이 많아지고 쉽게 피로해 한다. 아이들도 어른과 증상이 비슷하다.
그러나 앞서 살펴본 바와 같이 일부 아이들의 경우 잠이 조금만 부족
해도 오히려 매우 활동적으로 변하여 통제가 불가능할 정도로 번잡스

럽고 산만해지는 경우가 있다. 이는 아이에게 충분히 잠을 잘 수 있게 해 주면 개선될 행동인데, 부모가 그것을 모르고 오히려 심한 꾸지람을 통해 해결하려 하는 경우 더 나쁜 결과를 초래할 수도 있다.

잠이 부족한 아이들이 더욱 활동적으로 변하는 이유는 호르몬에서 그 해답을 찾을 수 있다. 우리 몸에서는 피로가 누적되면 각성 호르몬(코티졸, 아드레날린)이 대량으로 분비되어 더욱 흥분하게 되고 잠은 반대로 더 부족해지는 현상이 일어나게 된다.

또한 어려서 잠의 부족을 경험했던 경우 성인이 되어서도 불면증에 잘 걸리고 처음 불면증을 경험하는 사람보다 잠이 드는 데 오랜 시간이 걸릴 수 있으므로, 아이들의 건강과 성인이 된 후의 좋은 잠자기 습관 유지를 위해 아이들의 '잠'에 충분히 관심을 가져볼 필요가 있다.

수면 장애의 종류는 수면 시간 대의 이상(너무 늦게 자는 잠, 아침에 늦게 일어남), 수면량의 이상(너무 적게 잠, 아이가 낮잠을 거의 자지 않음), 정상 수면 주기 이상(밤낮이 바뀜), 수면 질의 이상(잠드는 데 힘들고 몸부림이 많음, 자다 깨다 반복, 잠꼬대하기, 잠잘 때 울기, 잠자면서 걸어다님, 뿌득뿌득 이갈이, 가위 눌림, 악몽, 수면 중에 땀 흘림, 코골이, 수면 중 호흡 곤란, 야뇨증) 등으로 나눌 수 있는데, 이는 대부분 기능적인 것이 원인이 되어 나타난다.

따라서 여기에 대한 특별한 원인이 없다고 말하기 쉬운데, 보다 정확하게 말하자면 원인이 없는 것이 아니라 원인을 모른다고 해야 옳다. 또한 이때에는 약물을 투입하여 강제로 잠들게 하기보다는 그 원인을 찾아 정상적인 기능을 유지할 수 있도록 도와 주어야 한다. 당장의 편안함을 위해 신경 안정제나 수면제를 지속적으로 투여할 경우 오히려 증상을 더 심하게 만들 수 있으므로 주의해야 한다.

편안한 잠을 돕고자 하는 부모의 노력에도 불구하고 아이들이 수면 장애로 계속 고생하고 있다면 한의사의 전문적인 진단을 통해 해결점을 찾아보는 것도 치료에 많은 도움이 될 것이다.

우리 몸을 깨우는 호르몬

우리 몸은 낮과 밤으로 나뉘어지는, 외부 환경에 적용하는
생체 시계를 가지고 있다. 옛날부터 이 생체 시계는 빛이
있고 따뜻한 시간에는 깨어 활동하고 어둡고 차가운 시간
에는 휴식을 취해야 함을 알고 있었다. 이렇듯 하루의 변화를 감지하
는 생체 시스템을 일컬어 '일주기 리듬'이라고 한다.

일주기 리듬은 소화와 배설 과정에서부터 세포의 성장과 세포의
재생, 그리고 체온의 변화까지 몸의 모든 주기적인 활동을 조절한다.
이러한 일련의 주기적인 활동 과정을 조절하는 조절 중추는 뇌에 저
장되어 있는데, 이 일주기 리듬은 여러 가지 실험으로 주변 환경의
변화와 관계없이 대략 24시간 주기로 이루어지고 있음이 확인되었다.
이때 외부 환경 역시 24시간을 주기로 순환하며 우리 몸이 생체 시계
를 유지할 수 있도록 도와 준다.

그러나 실제로 우리 몸은 이러한 외부 환경의 도움 없이도 같은 패턴으로 반복되도록 유전자 속에 저장된 일주기 리듬에 의해 작동되고 있다. 만일 체내 시계에 역행하는 상황이 되었다면 정상적으로 회복하도록 프로그램이 작동된다. 이를테면 밤새워 공부나 일을 했다면 다음날 자신도 모르게 잠이 든다든지 해외 여행 후 시차 적응을 위해 보통 3,4일 정도의 시간을 필요로 하는 것이 그것이다.

우리 몸에서 이러한 기능을 조절하는 것은 '뇌'이고 이 조절 기능에 직접적으로 관여하는 것이 호르몬이다. 잠을 잘 자게 하는 멜라토닌 호르몬은 부교감 신경의 자극에 의해서 분비량이 늘어나는데, 보통 숙면을 취하게 하고 그 사이 체온을 일정 부분 떨어지게 하며 노폐물 배출을 돕는 것이 그 주된 기능이다.

반면 수면에 나쁜 영향을 주는 각성 호르몬은 각성 시 교감 신경의 자극에 의해서 분비량이 늘어나는데, 스트레스를 받으면 스트레스를 해소하려고 많은 양이 분비되고 그 처리 과정에서 많은 양의 노폐물을 남기게 된다.

우리 아이 일찍, 잘 재우기

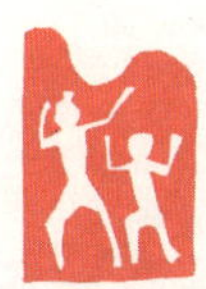 늦은 시간에 퇴근하는 아빠와 놀기 위해서, 또는 텔레비전을 보기 위해서 늦은 시간까지 잠을 자지 않으려는 아이들이 종종 있다.

아이들이 아빠와 함께 시간을 보내는 것은 아주 중요한 일이다. 그러나 이러한 일은 굳이 밤 늦게가 아니라 아이가 잠을 자고 일어난 후인 아침에도 충분히 가능한 일이다.

생활상의 여러 가지 일을 이유로 삼아 늦은 시간까지 아이들을 재우지 않는 등으로 아이의 잠자는 시간을 불규칙하게 만든다면 이것은 아이들의 안정된 성장을 저해하는 요인으로 작용하는 것은 물론 아이의 규칙적인 생활 습관 형성에 방해가 될 수 있다. 전반적인 생활 습관의 형성을 위해 규칙적인 잠자기 습관은 아이에게 꼭 필요한 것이므로 부모에 의해서라도 정해진 시간에 잠자는 습관을 길러 주어야 한다.

　아이를 일찍 재우는 방법에는 여러 가지가 있으나 가장 효과적인 것은 부모가 일찍 자는 모습을 아이에게 보여 주는 일이다. 어린 시절의 바른 잠자기 습관 형성은 부모가 아이에게 물려줄 수 있는 가장 값진 습관 가운데 하나이기 때문이다.

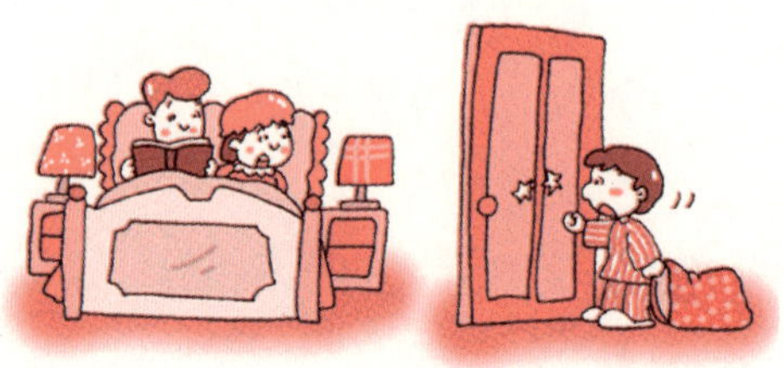

효과적으로 아이 재우는 방법은 이래요

*정해진 시간보다 20~30분 일찍 잠자리에 들도록 한다.
*전등의 밝기를 활동할 때보다 낮게 조절한다.
*텔레비전을 끈다.
*따뜻한 우유 한 잔 마시게 하는 것도 도움이 된다.
*카페인(콜라·커피·녹차·홍차 등)은 절대 금한다.
*엄마와 함께 운동 후 족탕을 하면 도움이 된다.
*저녁 시간에 정신적·육체적으로 이완이 되는 운동이나 취미 활동이 도움이 된다.

우리 아가, 무럭무럭 자라렴

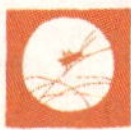

아이의 성장은 한 그루의 나무가 자라나는 모습과도 같다. 씨앗 자체의 품질이 좋아야 함은 물론, 외부의 햇빛, 온도, 습도가 알맞고 땅이 기름질 때 이 나무는 무럭무럭 자랄 수 있다. 이와 같은 관점에서 우리 몸의 성장 역시 부모한테 받은 유전적인 요인과 태어나서 섭취하는 영양, 외부 환경에 적응하는 방어력 등이 중요한 요소로 작용한다. 즉 몸이 건강해야 성장도 원활할 수 있는 것이다. 우리들 일생의 성장은 주로 성장판이 열려 있을 시기에 일어난다. 출생 후부터 만 1세까지는 약 30센티미터 정도의 키가 자라는데, 이를 제1 최대 성장기라 한다. 이후 사춘기 전까지는 완만 성장기로 1년에 약 4~6센티미터 정도씩 자라게 된다. 사춘기 무렵에 들어서면 남자는 약 13~18센티미터, 여자는 10~15센티미터 정도씩 자라게 되는데, 이를 제2 최대 성장기라고 부르게 된다.

따라서 우리는 아이의 일생 동안 자라는 키 성장의 99퍼센트가 태아기에서 사춘기까지의 시기에 집중되어 일어난다는 사실을 알 수 있다. 그러므로 아이의 키에 관심이 많다면 바로 이 시기를 주목하여 일찍 시작하는 것이 좋다. 이와 더불어 아이가 마음껏 자랄 수 있는 요인 중 가장 중요한 것은 즐거운 마음으로 충분한 숙면을 취하고 음식을 골고루 섭취하고, 적당한 운동을 즐기는 것임을 명심하자.

특히 정서적인 안정, 곧 행복한 마음은 우리 몸의 신경, 호르몬의 작용을 극대화하여 전체적인 성장 및 방어력을 키워 준다. 우리 몸은 모든 것의 종합적인 결과물이기에 어느 하나의 요소도 소홀히 할 수 없다. 따라서 아이들의 성장을 위해서 무엇보다 부모의 세심한 관심과 노력이 필요한 것이다.

쑥쑥 키를 키워 주세요

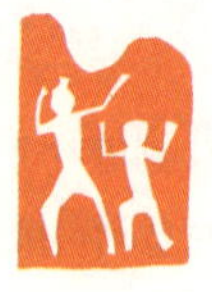요즈음 사회적으로 키 큰 사람에 대한 선호도가 높아지는
추세이다. 그런 탓인지 '어떻게 하면 키가 큰다더라' 하는
키가 크는 방법에 대한 이야기가 심심치 않게 들려 오기도
한다. 그리고 그 말들 속에는 '성장판'이라는 단어가 자주 거론되는
것을 볼 수 있다.

성장판이란 뼈의 말단에 있어 뼈의 길이 성장을 주로 담당하는 곳
으로 키의 성장에 중요한 역할을 한다. 아이들의 뼈 말단은 방사선
사진상으론 약간 떨어진 모습을 하고 있으나 이는 정상의 모습이다.
대략 어린이의 뼈는 약 360여 개이고, 성인은 206개로 어린이의 뼈
숫자가 훨씬 많다. 이는 이들 뼈가 성장하며 서로 융합되어 하나로
합쳐지기 때문이다.

성장판에서 뼈의 길이 성장이 일어나기 때문에 성장판 부위의 일정

한 자극은 키의 성장에 큰 도움을 준다. 이는 주변 조직에 영향을 미쳐 혈액 순환이 더 활발해짐과 동시에 해당 부위의 성장을 촉진하기 때문이다.

운동의 종류 중 직접적으로 성장판을 자극하는 것에는 줄넘기·걷기·달리기·등산 등이 있고, 간접적인 것에는 근육을 이완시켜 주는 기혈 순환 운동·등 구르기·전면 스트레칭 등이 있다.

2차 성징 발현기(여성은 생리, 남성은 변성기) 이전에는 스트레칭을 위주로 한 간접 자극법에 직접 자극법을 추가하는 형태로 운동을 하면 좋고, 이후에는 직접 자극법 위주로 하면서 간접 자극법을 추가하는 것이 효과적이다.

기혈 순환 운동(176쪽 참조)

이 운동을 통해 온몸의 기혈이 정상적으로 순환되면 소화 흡수도 좋아지고 정신적으로도 안정이 된다.

또한 잠을 깊이 잘 잘 수 있어 잠잘 때 많이 분비되는 성장 호르몬의 분비가 왕성해진다.

운동 방법

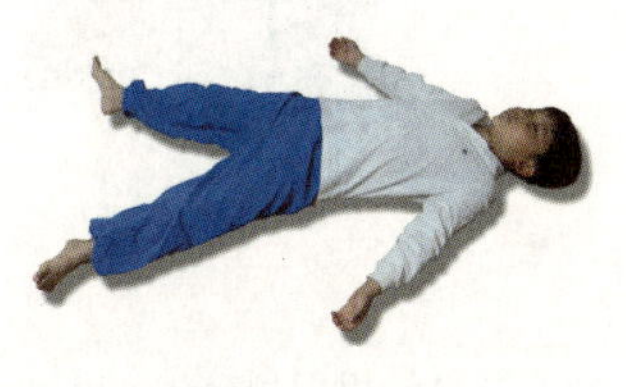

①똑바로 눕기

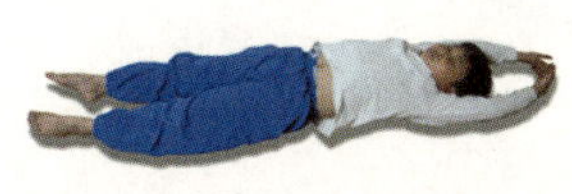

②기지개 켜기

243

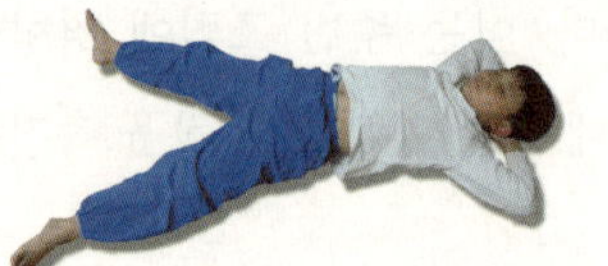

③머리 뒤에서 깍지끼기

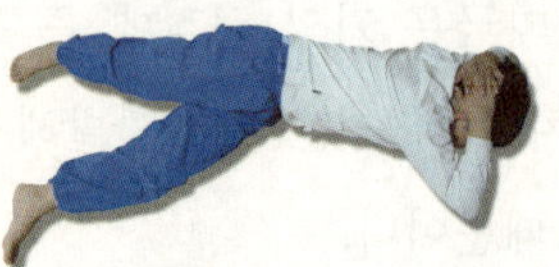

④왼쪽으로 돌리기

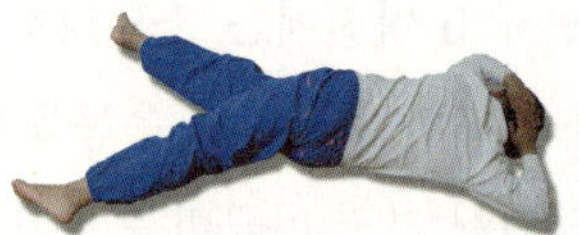

⑤오른쪽으로 돌리기

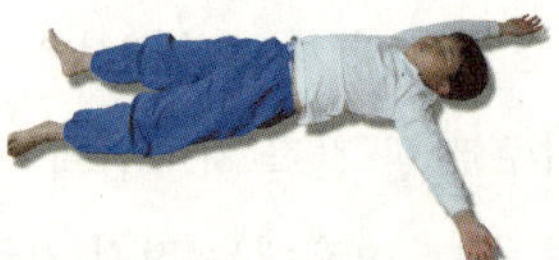

⑥오른손 위로 왼손 옆으로

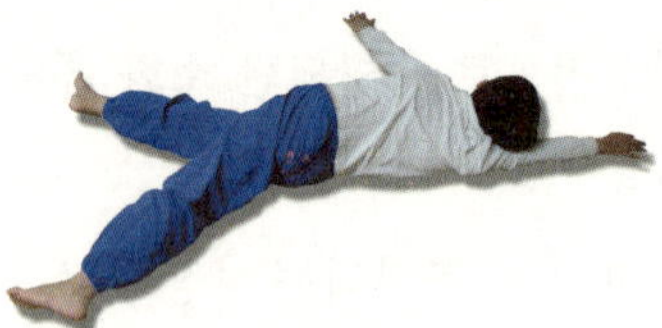

⑦왼손을 오른쪽으로 돌리기

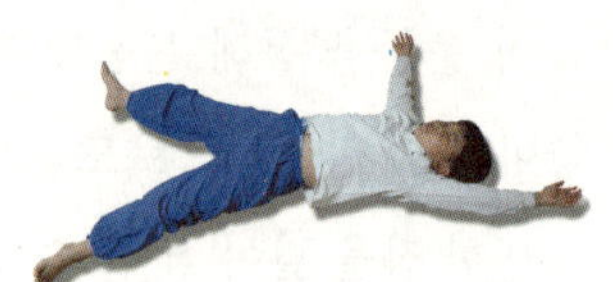

⑧왼손 위로 오른손 옆으로

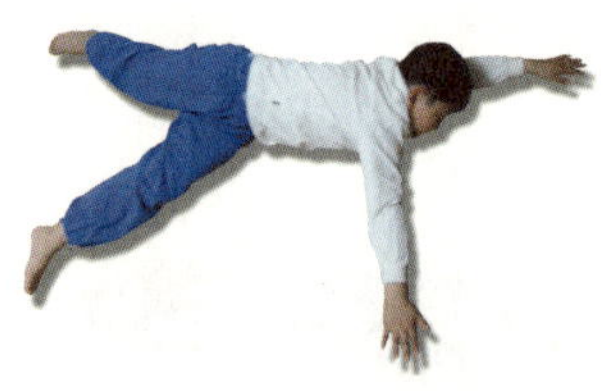

⑨오른손 왼쪽으로 돌리기

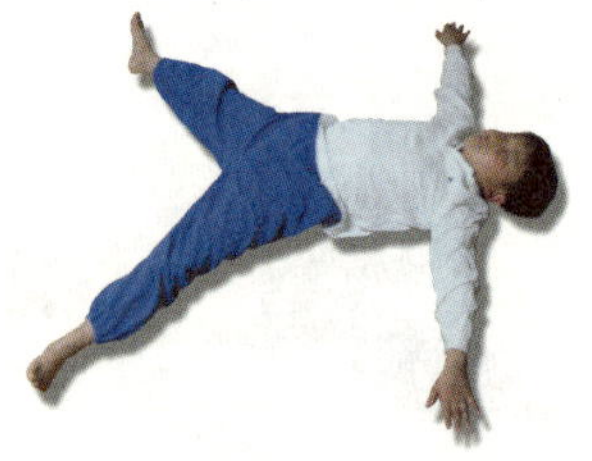

⑩손과 발 벌리고(손바닥 바닥에 붙이기)

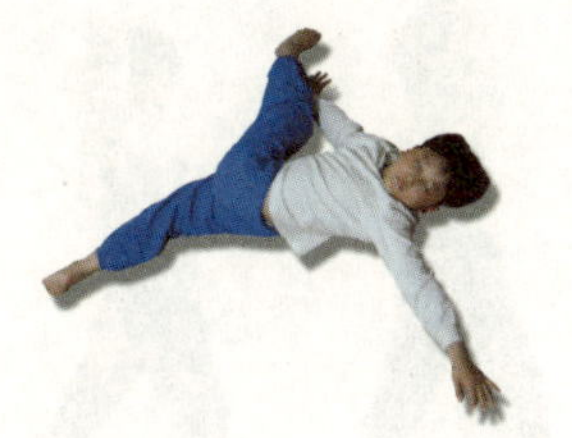

⑪왼발 오른쪽으로 돌리기

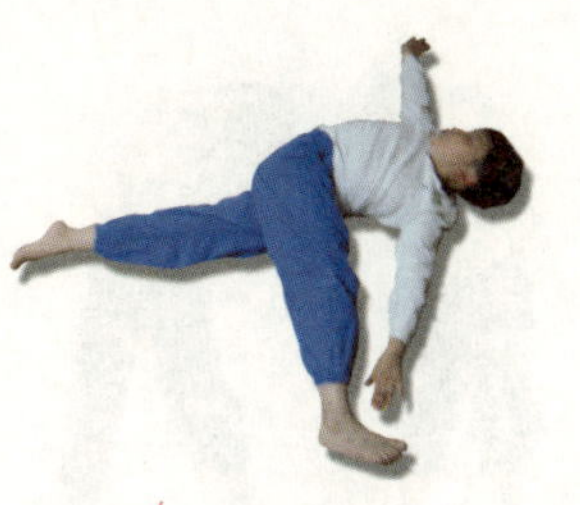

⑫오른발 왼쪽으로 돌리기

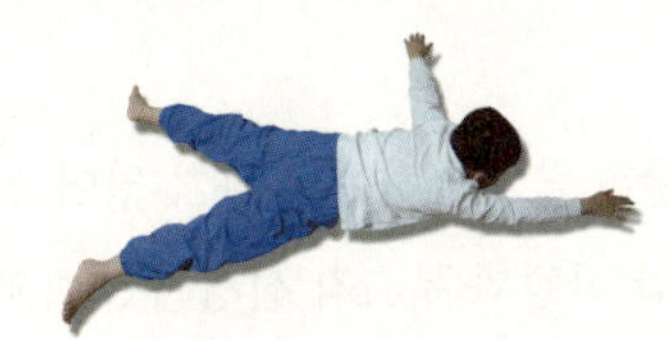

⑬오른손 위로 왼손 옆으로(엎드려)

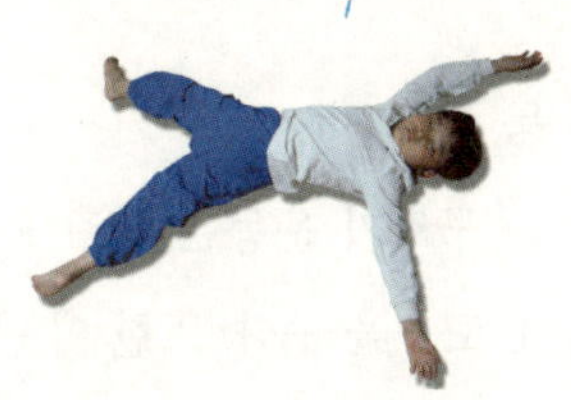

⑭왼손 오른쪽으로 돌리기

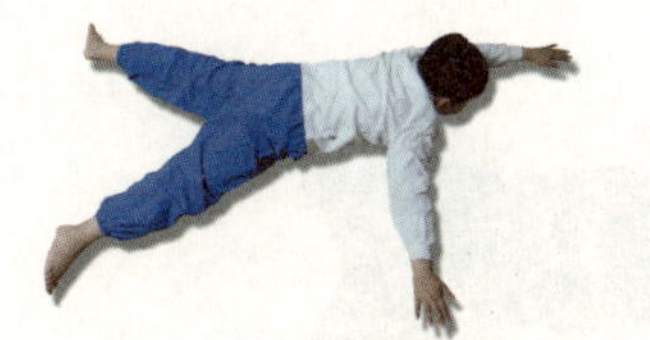

⑮왼손 위로 오른손 옆으로

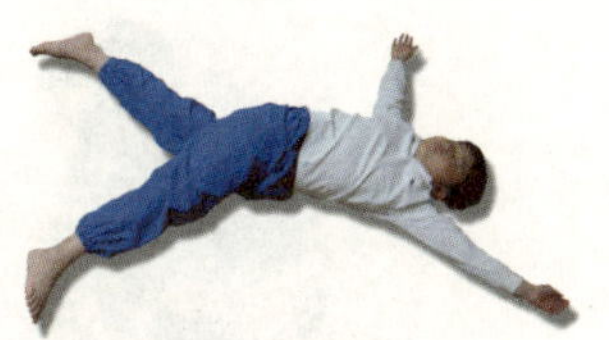

⑯오른손 왼쪽으로 돌리기

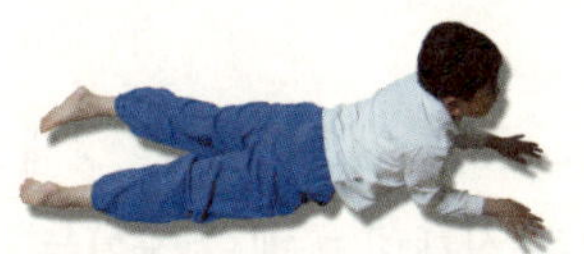

⑰손으로 바닥 짚기

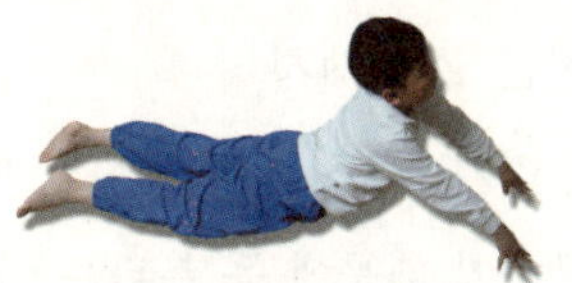

⑱팔꿈치 쭉 뻗기

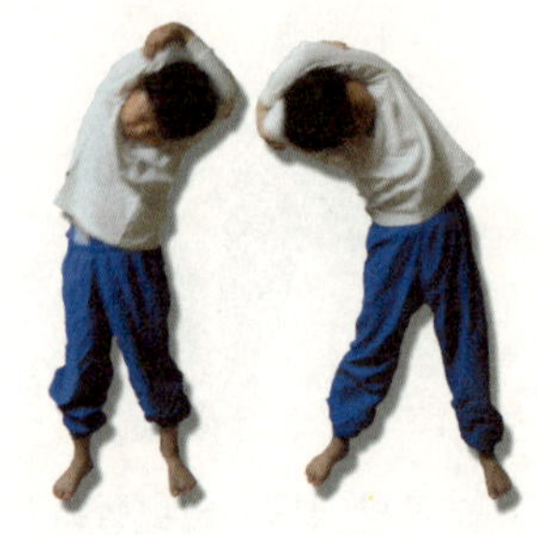
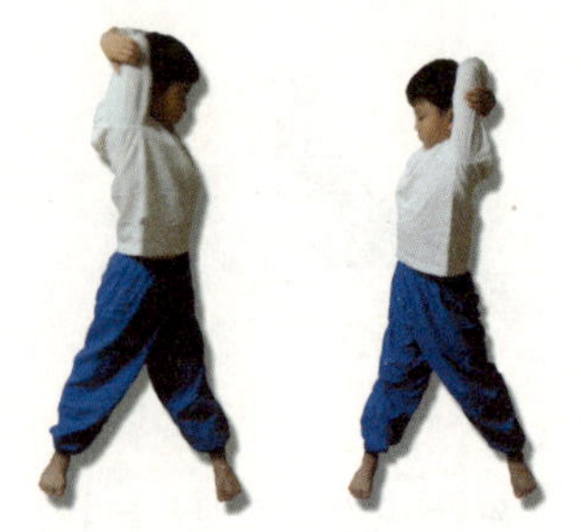

⑲팔꿈치 잡고 좌우로 기울기　　⑳왼쪽으로 오른쪽으로 돌리기

등 구르기

등 구르기 운동은 척추에 있는 성장판을 자극하는 효과가 있어 성장에 도움을 준다. 또한 이 운동은 교감 신경과 부교감 신경의 조화로 온몸의 근육과 혈관 신경 등을 조절하고 호르몬의 균형을 이루어 뼈까지 혈액과 영양분의 공급을 원활히 하여 키의 성장에 도움을 준다.

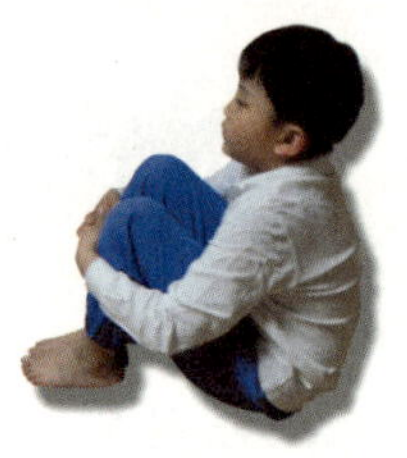
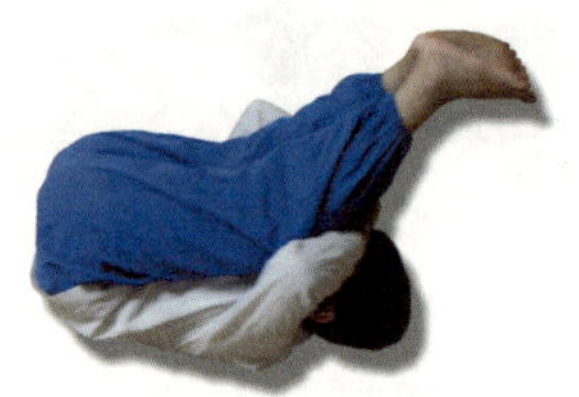

전면 스트레칭

우리가 낮 시간에 활동할 때에는 주로 몸을 앞으로 숙인 상태로 생활하기 때문에 등 부위는 이완되어 있는 상태이고 배의 장기는 수축되어 억압된 경우가 대부분이다. 이러한 자세로 인한 신체 불균형 상태를 정상적으로 회복시키는 운동이 바로 전면 스트레칭이다. 이

운동은 수축된 배(장기)는 이완시키고, 이완된 등 부위(척추)는 수축시키는 효과가 있다. 특히 배 근육이 수축되면 내부 장기가 억압되어 영양분의 소화 흡수에 어려움을 겪을 수 있는데, 이때 전면 스트레칭을 통해 배 근육을 이완시켜 주면 소화에도 도움을 주어 성장에 필요한 영양분을 얻는 데 도움을 준다. 또한 잘못된 자세에 의해 나빠진 척추의 주변 근육을 정상적으로 만들어 뼈로 전달되는 혈액량을 늘려줌으로써 성장에 도움을 준다.

운동 방법

· 바닥에 배를 깔고 엎드린다.

· 엎드린 자세에서 양손으로 척추를 두드려 무리가 가지 않도록 한다.

· 엎드린 자세에서 양손으로 발목을 잡는다.

· 엎드린 자세에서 배만 바닥에 닿게 하고 숨을 들이쉬며 머리와 가슴 부위, 다리를 천천히 들어올린다. 2,3초 동안 자세를 유지한 뒤 숨을 내쉬며 천천히 원래 위치로 돌아온다.

· 4,5번 반복한다.

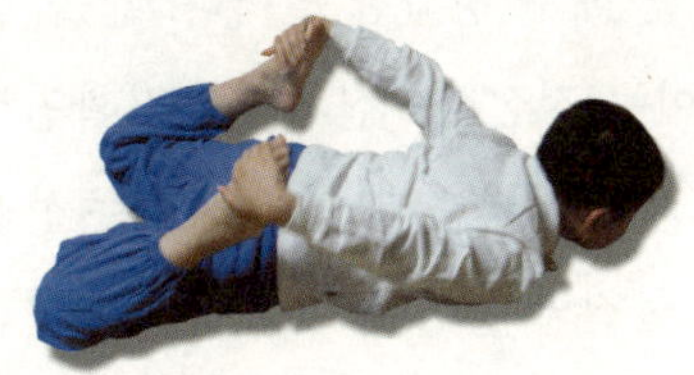 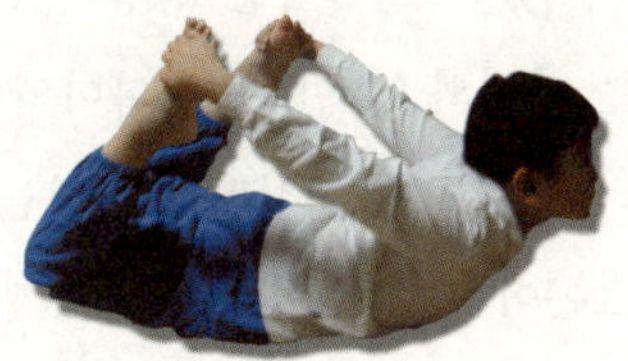

나쁜 수면 습관은 성장의 적

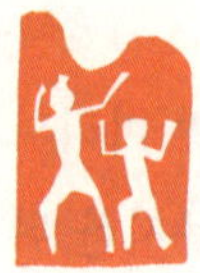 아이들의 성장에는 일정한 시기가 있다. 그러나 이것이 모
든 아이들의 키가 일률적으로 자란다는 말을 의미하는 것
은 아니다.

옛 어른들 말씀 가운데 '아이는 자면서 큰다' '잘 자는 아이가 잘
큰다'가 있다. 이는 옛날부터 잠을 잘 자는 아이가 잘 크는 모습을
본 후 했던 말이지만 경험에 근거한 매우 정확한 말이다. 잠을 잘
자는 아이와 잘 안 자는 아이의 차이는 정신적·신체적으로 확연히
드러난다. 잠자는 시간은 아이들의 키가 자라는 데 영향을 주는 성장
호르몬이 가장 많이 분비되고 면역 물질의 생성이 가장 활발한 시간
이기 때문이다.

다음 그림은 잠이 키의 성장에 어떻게 작용하는지를 알아보기 위하
여 '하루 동안 분비되는 호르몬의 변화'를 그래프로 나타낸 것이다.

일반적으로 성장 호르몬과 아드레날린, 이들 두 호르몬은 서로 상반된 작용을 하는 것으로 나타나 있다.

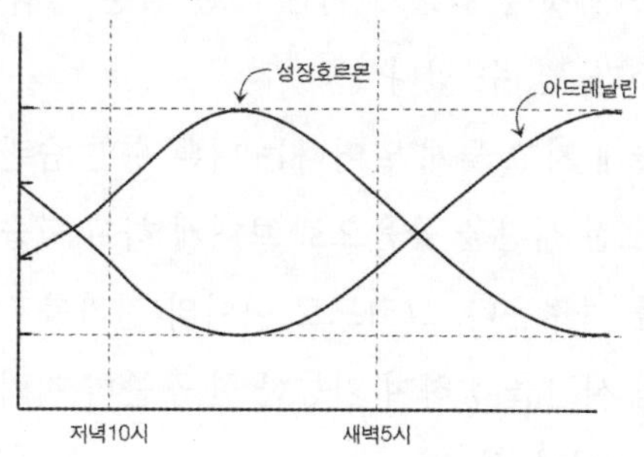

[하루 동안 분비되는 호르몬의 변화]

위 그래프에서 볼 때 성장 호르몬은 밤 시간에 분비되는 양이 낮 시간에 분비되는 양보다 2배 정도 많은 것을 알 수 있다. 이는 마치 샤워할 때 물이 쏟아지듯이 분비된다 하여 간혹 '성장 호르몬 샤워'라는 표현을 사용하기도 한다.

이렇듯 성장 호르몬의 분비를 촉진하기 위해서는 저녁 10시에서 새벽 2시 사이에는 잠이 들어 있어야 하고, 절대적으로 잠자는 시간이 길어야 한다는 것을 알 수 있다. 그 때문에 갓 태어난 아기들은 하루 종일 먹고 자고, 먹고 자고를 반복하면서 출생 후 1년만에 30센티미터라는 최대 성장을 보이는 것이다.

또한 깊은 잠을 자는 것도 하나의 방법이 된다. 어떤 사람은 짧은 시간을 자고도 활기차고 건강하게 지내지만 어떤 사람은 긴 시간을 자고도 피곤해 한다. 특히 잠을 잘 자지 못한 아이들의 경우 아이 특유의 생기 발랄함과 활발함을 잃어버리고 피로감을 호소하게 된다.

그 밖에 늦은 식사는 비만의 원인이 되는데, 2006년 연구에 따르면 비만 역시 키 성장을 방해한다는 결과가 발표된 바 있다. 더욱이 늦은 밤 시간까지의 활동과 공부는 성장 호르몬의 분비를 방해함과 동시에 아침에 일어나는 것을 힘들게 하는 것은 물론 밤의 숙면을 또다시 저해하는 요소가 될 수 있다.

말하자면 늦게 자고 늦게 일어나는 나쁜 수면 습관은 정신 활동이 가장 활발한 오전 시간을 졸음으로 보내게 하여 학습 능률까지 떨어뜨리는 결과를 가져온다. 그러므로 아이의 일과를 적절히 조절하여 규칙적인 취침 시간을 정하여 가능한 한 꾸준히 지키는 습관을 형성하도록 도와 주어야 한다.

요즈음 수면 장애를 호소하는 아이들이 점점 늘어나고 있지만 부모들은 일시적인 현상이려니 하여 충분한 관심을 갖지 않거나 수면 장애의 심각성을 인식하지 못하고 있는 경우가 많다. 아이에게서 수면 장애의 신호가 보일 때는 세심한 관찰과 함께 아이와 충분한 대화를 통한 해결이 필요하다. 만약 해결이 힘들 경우에는 전문가와 상의해 보는 것도 좋은 방법이다.

성장을 도와 주는 친구들

 자연의 섭리에 따라 우리들 인간은 끊임없이 성장하고 발달하며 또한 늙어간다. 죽는 그날까지 이러한 발달 과정은 멈추지 않으며, 이에 따라 많은 에너지를 필요로 한다. 사람은 유아기·성장기·장년기·노년기 등의 발달 단계에 따라 좋은 음식과 섭취해야 할 음식이 따로 있다. 여기에서는 성장기 아이들을 기준으로 성장에 도움을 주는 음식에 대해 살펴보자.

아이들의 바른 성장을 위해 무엇보다 중요한 것은 음식을 섭취하는 데 있어 부족하거나 지나치지 않도록 영양의 균형을 잡아 주는 것이다. 아이들의 성장에 꼭 필요한 7대 물질은 단백질, 탄수화물, 지방, 무기질, 비타민, 식이 섬유, 물이다. 이들 중 어느 하나라도 부족하면 성장에 장애를 줄 수 있기 때문에 성장기에는 이들 물질이 들어 있는 음식을 골고루 섭취하는 것이 아주 중요하다.

그러나 요즘은 지방과 육류의 섭취가 상대적으로 많아진 반면 식이 섬유와 비타민·미네랄의 섭취는 부족해지고 있다. 성장하는 아이들에게 무조건적으로 육류 섭취를 줄이라고 권고할 수는 없다. 성장을 위해서는 양질의 단백질을 섭취하는 것도 아주 중요한 일이기 때문이다. 그러나 지나치게 많은 육류 섭취와 편향된 음식의 섭취는 오히려 성장의 적이 될 수 있음을 명심해야 한다.

또한 유기농 식품을 먹여 오염된 먹거리로부터 아이들을 보호해야 한다. 농약이나 중금속, 잔류 항생제가 들어 있는 먹거리를 피하고, 유전자 변이 식품으로부터 우리 아이들을 보호해야 한다. 특히 항생제에 범벅이 된 먹거리는 아이들뿐 아니라 우리들 몸에도 항생제 내성을 만들 수 있는 위험이 있다. 특히 아토피 등 환경과 관련된 원인 모를 질환을 앓는 경우는 더욱더 이러한 부분에 관심을 기울여야 한다.

아기들의 첫 이유식을 시작할 때는 음식 알레르기를 예방하는 것이 중요하다. 보편적으로 이유식은 아기가 태어난 지 5,6개월쯤 모유나 분유에서 부족한 영양분을 보충하기 위해서 시작하는데 첫 음식은 쌀로 시작하는 것이 좋다. 미음으로 조금씩 하여 아기가 오물거리며 먹다가 싫다고 고개 돌릴 때까지를 한도로 시도하고, 점차 먹는 습관이 들면 비타민과 무기질이 많이 포함되어 있는 채소를 조금 첨가하며 이후 점차 과일로 진행한다.

그 후 10개월 정도에는 점차 고단백의 육류를 조금씩 먹이는데 아이의 음식 알레르기 반응에 따라 그 양을 늘리거나 줄일 수 있다. 처음에는 부드러운 죽의 형태에서 하루에 한 번 정도에서 점차 횟수를 두세 번으로 늘리고 적응이 잘 되면 조금은 단단한 음식으로 바꿔 나간다. 너무 욕심을 내어 무리한 음식을 먹일 경우 위장에서 소화 흡수가 안 되어 식체(食滯)가 나타나는데, 이때는 감기와 비슷하게 발열부터 시작하고 보채고 잘 놀지 않는 증상이 그것이다. 열이 난다고 무분별하게 해열제를 사용하면 아이의 위장에 커다란 무리를 주므로 반드시 주의해야 하며 전문가의 상담을 받아 보는 것도 도움이 될 것이다.

여기서 잠깐! 어린이 성장에 도움을 주는 좋은 음식 재료를 골라 함유된 영양소와 그 효과에 대해 살펴보자.

현미 씨눈

현미에는 비타민 B_1, B_2가 함유되어 각기병을 예방하고, 식이 섬유가 있어 변비를 해소시킨다. 쌀겨층과 씨눈은 자율 신경 기능을 안정시키고, 중금속 제거와 모발 성장을 촉진시킨다. 또한 동맥 경화 예방과 노화 방지에도 효과가 있다.

콩

콩에는 단백질이 풍부하고 적당한 양의 철분과 비타민 B_1, B_2가 들어 있으며, 날것이나 말린 것을 사용한다. 특히 콩에는 식물성 지방도 일부 포함되어 있고, '밭에서 나는 쇠고기'라 할 정도로 단백질이 풍부한 식품이다. 육식으로 인하여 지방의 양이 늘어 비만이 걱정된다면 콩으로 대체하여 먹을 경우 지방으로 인한 비만을 예방하고 단백질도 충분히 보충할 수 있다. 또한 콩에는 올리고당이 있어 대장에 생육하는 유산균인 비피더스균의 영양분이 된다.

그러나 콩도 개인차에 따라 문제점을 일으킬 수 있다. 콩 속의 피틴산이 미네랄 흡수를 방해하고 단백질 분해 효소인 트립신 분비를 억제하여 속을 부글거리게 함이 그것이다. 이러한 경우 발효된 콩제품(두부, 청국장, 된장)을 먹어 주는 것이 좋다.

청국장

콩을 발효하여 먹는 된장과 청국장은 세계 5대 장수 식품에 선정될 정도로 건강에 좋은 음식이다. 청국장 안의 유산균 수는 1그램에 10억 마리 이상 존재하는데, 이는 장의 운동을 도와 변비를 예방한다. 콩 지방의 50퍼센트인 리놀레산은 혈관 속의 콜레스테롤을 씻어내어 혈관 벽을 튼튼하게 하고, 노화 방지 작용(항산화 작용)을 한다.

표고버섯

표고버섯은 인터페론을 만들어 면역 기능을 강화하기 때문에 여러 종류의 면역 기능 저하의 질병 치료에 유용하다. 또한 세균 억제나 혈당량을 낮추는 데도 효능이 있다.

검은깨

검은깨는 신라의 화랑들이 수련할 때 즐겨 먹었던 식품 중의 하나로 신장을 보하는 성분을 가진 아주 좋은 음식인데, 탈모 치료에도 많이 사용된다.

또한 검은깨는 메티오닌 등 필수 아미노산이 많이 들어 있어 뇌를 건강하게 하고 칼슘·철분·비타민 등 각종 미네랄이 풍부하여 성장기 어린이들이나 자칫 뼈에 무리가 가기 쉬운 여성들에게 도움이 된다. 특히 비타민 E가 다른 곡식에 비해 많이 들어 있어 피부 노화 방지에 아주 좋은 효능이 있다.

우유

우유는 비타민 A · B · E · K 등 몸에 필요한 영양소가 골고루 들어 있는 완전 식품으로 알려져 있지만 지나치게 많이 먹으면 몸에 나쁠 수도 있다. 케이신이라는 단백질이 알레르기를 일으키는 것이 그것이다. 이러한 경우 우유를 다른 식품으로 바꾸어 먹는 것이 좋다.

대체로 우유에 함유된 유당은 혈당 유지 및 두뇌 형성 인자로 이용되고 유지방은 필수 지방산의 공급원이면서 비타민 A · D 등과 같은 지용성 비타민을 함유하고 있다. 유단백질은 우리 몸의 근육 · 뼈 등을 구성하는 기본 물질로 작용한다.

우유로 다이어트 효과를 높이는 방법은 이래요

*우유는 식초와 결합하는 경우 체지방 제거를 돕는다. '우유로 다이어트를 한다?' 언뜻 들으면 생뚱맞지만 결코 틀린 말이 아니다. 유가공품과 비만의 관계를 연구한 미국 테네시대의 마이클 지멜 박사는 우유나 치즈를 많이 먹은 사람이 적게 먹은 사람보다 뚱뚱해질 확률이 6분의 1로 줄어든다는 사실을 밝혀냈다. 이러한 결과는 우유 속에 들어 있는 칼슘이 몸 속에 쌓인 불필요한 체지방을 몸 밖으로 내보내는 것을 돕기 때문이다.

우유로 다이어트 효과를 높이는 방법은 우유에 식초를 타 상큼한 식초 우유를 만들어 마시는 것이다. 우유 200밀리리터에 식초 세 큰술을 조금씩 넣어가며 서서히 저으면 된다. 이때 우유 속에 요구르트 같은 덩어리가 만들어지는 것을 볼 수 있는데, 이것이 바로 식초 우유이다. 여기에 입맛에 따라 미숫가루 등을 섞어

마시면 색다른 맛을 즐길 수 있다.

아침 공복에 물 1컵을 마신 뒤 식초 우유 1컵을 마시고 점심과 저녁에는 적당량 마신다. 식초 우유를 마신 뒤 10~20분 정도의 가벼운 미용 체조나 스트레칭은 다이어트의 효과를 배가시킨다.

식초 우유는 변비 해소와 노폐물 배출로 피부를 깨끗하게 해 주며, 불필요한 살을 자연스럽게 빼 주는 한편 부종을 억제하여 균형 잡힌 몸매를 관리하는 데도 도움을 준다.

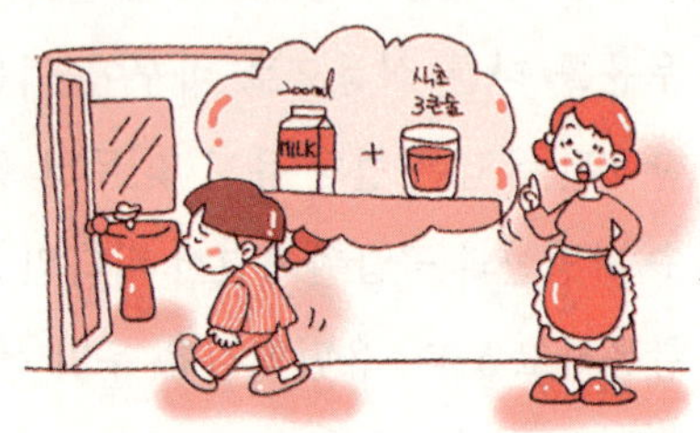

성장, 그리고 한의학

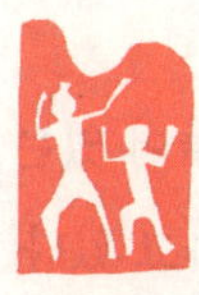요즈음 부모들은 자신의 아이가 감기도 잘 안 걸리고, 걸려도 금방 낫고, 밥도 잘 먹고, 키도 잘 크기를 희망하며 한의원을 찾는다.

한의학에서 성장을 보는 관점은 다음과 같다.

첫째, 감기와 같이 흔히 걸리는 질환을 예방, 치료하는 데에 있다. 이는 잔병치레 자체가 성장을 방해하는 요소가 되기 때문에 아이가 가질 수 있는 여러 질환을 예방, 치료해 주어 성장을 자연스레 유도하는 것이다.

둘째, 우리 몸의 불균형을 바로잡는 쪽으로의 한약을 구성하여 한 부분의 문제가 아니라 오장 육부의 전체 기능을 돌봐 주어 성장 호르몬은 자동적으로 정상 분비되어 성장을 이룰 수 있다는 데에 있다.

반면에 서양 의학에서는 몸에 직접 성장 호르몬을 투여하는 방식으로 치료하는데, 이는 매우 위험하다. 왜냐하면 몸 속 호르몬의 균형은 전체의 조화 속에서 조절되는 것이므로, 무조건 수치가 낮은 것만 보고 수치만 올린다고 해결되는 문제가 아니다. 처음 투여 시에는 투여된 용량으로 인해 성장점을 자극하여 키가 클 수는 있지만 반대로 평생 클 키를 단 몇 개월만에 다 키워 오히려 더 이상 자라는 힘까지 없는 나쁜 상황으로 몰고 갈 수도 있는 것이다. 부족한 물질의 직접 투여가 아니라 몸 속의 조화를 이루게 한다는 데에 한의학의 우수성이 있다.

밥 잘 먹게 해 주어 좋은 영양이 온몸으로 골고루 퍼지게 해 주고, 대소변 잘 보게 하고 잠 잘 자게 하면 성장 호르몬이 제대로 분비되어 키는 크게 된다. 즉 몸의 여러 기관이 조화를 이루며 알아서 크는 것이다.

자연은 기본적으로 '균형'을 그 전제로 한다. 한 식물에 들어 있는 영양분은 한 성분만이 아니라 그와 반대되는 성분도 내재하고 있다. 예를 들면 시금치나 죽순에는 칼슘 등의 무기질이 많이 포함되어 있어 우리에게 유익한 채소이나 이들 중에 옥살산이라는 물질이 같이 들어 있어 해롭다는 보고도 있다. 그러나 옥살산은 몸에 무기질이 너무 많아 불필요할 때는 오히려 흡수를 방해하는 순기능으로 작용한다.

또 다른 예로, 현미 씨눈에는 철분·무기질 등이 많이 들어 있어 몸에 유익하지만 피트산(Phytic acid)이라는 물질이 같이 들어 있어 지나친 흡수를 방해하여 몸을 보호하는 기능이 있다. 이렇듯 자연은 그 균형을 중시한다. 한의학에서 활용하고 있는 원리도 바로 이와 같아서 직접 보충해 주거나·오히려 길항 작용(상반되는 두 가지 요인이 동시에 작용하여 그 효과를 서로 상쇄시키는 일로 약물의 부작용을 없애기 위해 저항성이 있는 약물을 투여하는 일)을 자극하여 몸이 알아서 스스로 부족한 면을 채우도록 돕는 것이다.

성장 치료에도 각자에 맞는 처방, 실생활에 응용하는 양생법 등이 오늘날까지 한의학이 살아 숨쉬는 의학으로 자리매김해 줄 수 있는 현실적인 이유인 것이다.

부 록

축농증, 편도선염, 중이염의 치료 사례

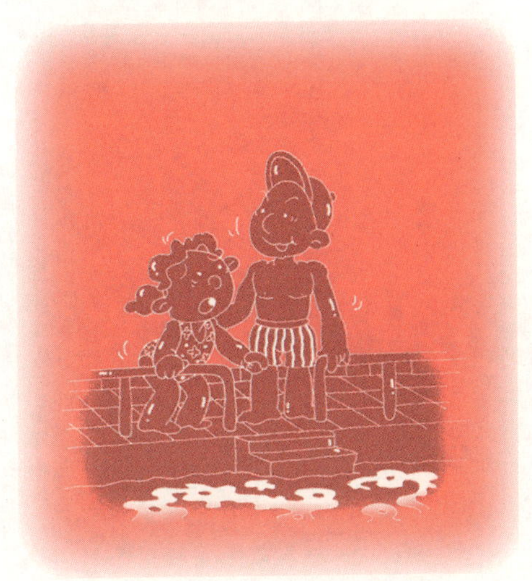

축농증 치료 사례 1(31세/남/채○○/서울시 금천구 시흥동)

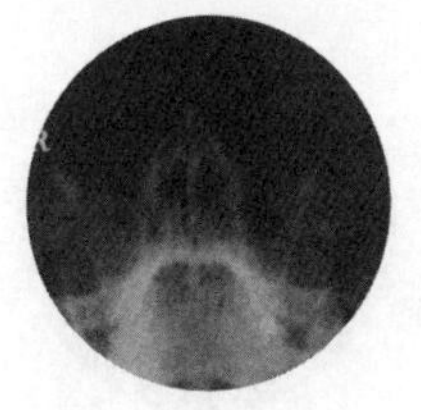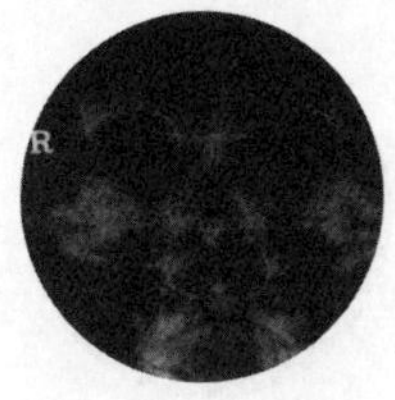

초진 내원

기침 · 누런 콧물 · 코 막힘 · 재채기 등이 찬바람 �% 때와 아침에
깨어날 때 심하여 방사선과 검사 결과 비중격만곡증, 양측 상악동염,
사골동염, 전두동염, 비후성비염이라고 진단함.

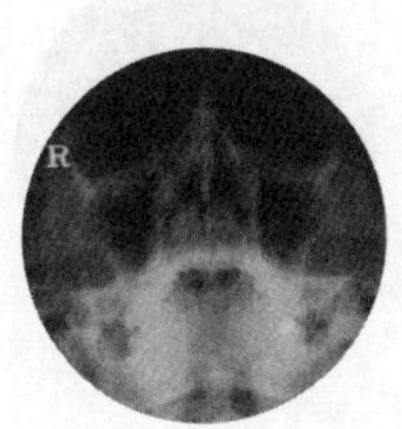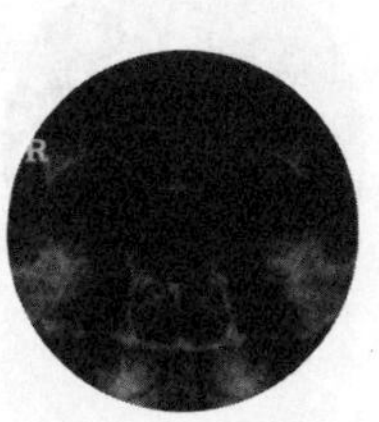

한약 복용, 침 치료, 양생법(생활 환경 조절)으로 치료 2개월 후 검사
결과 거의 호전되었음. 비중격만곡증은 고등 학교 시절 운동으로 권
투를 했던 흔적으로 남아 있음.

축농증 치료 사례 2(17세/남/김○○/경기도 안성시 구포동)

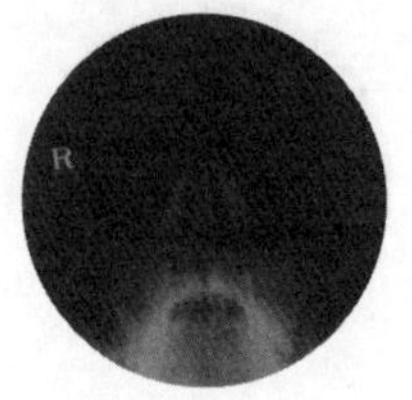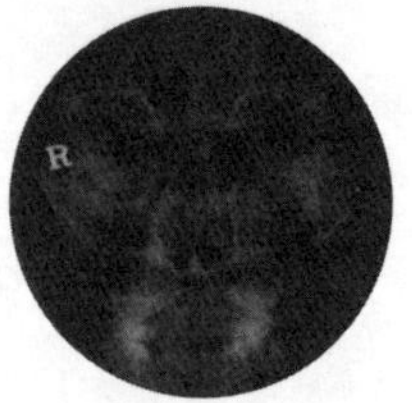

초진 내원

만성비염으로 어릴 때부터 계속 고생함. 방사선과 검사 결과 양쪽 상악동염, 왼쪽 전두동염, 오른쪽 사골동염으로 진단함.

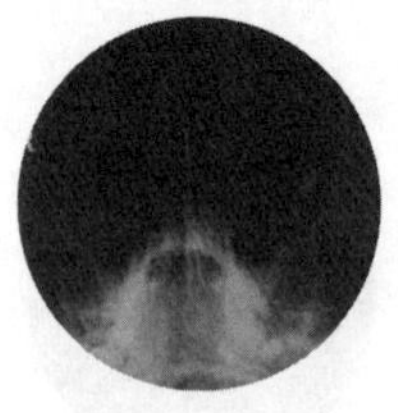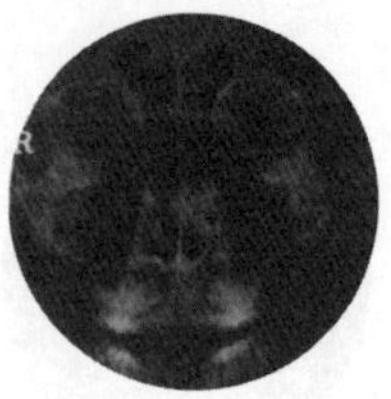

한약 복용, 침 치료, 양생법으로 치료 2개월 후 검사 결과 매우 좋아짐. 1개월 후 재검사 결과 상악동에 아주 경미한 염증만 남아 양생법만 계속 독려하고 치료 중지함.

축농증 치료 사례 3(6세/남/공○○/경기도 수원시 호매실동)

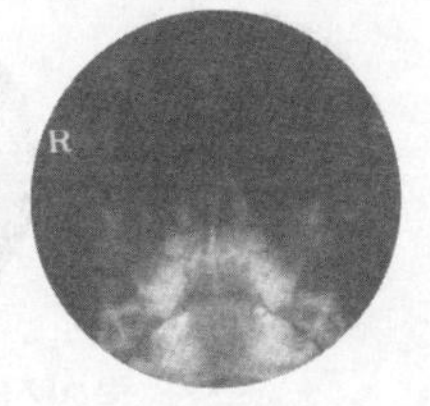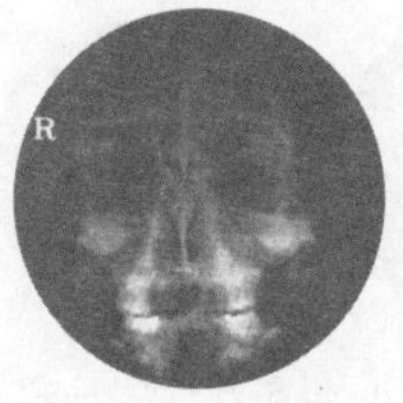

초진 내원

이 어린이는 아토피 피부염 · 알레르기비염 · 중이염 등으로 고생
하여 계속 양약 치료를 해 왔으나 호전됨이 없어 내원함. 2004년 11월
에 처음 축농증 진단을 받음. 방사선과 검사 결과 양쪽 상악동염, 양쪽
사골동염, 양쪽 전두동염으로 진단함.

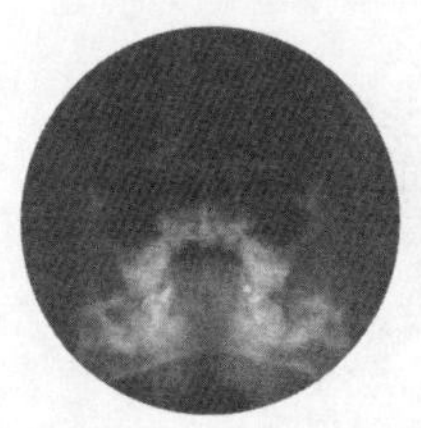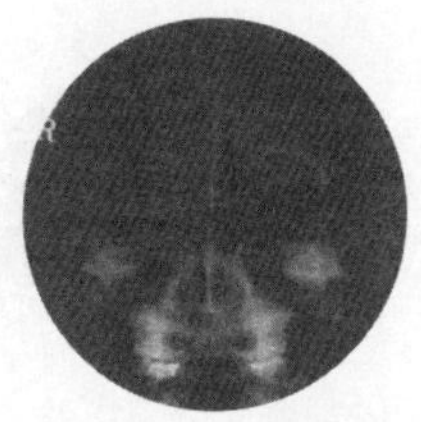

한약 복용(중이염, 축농증)과 양생법으로 치료함. 이 어린이는 축농
증보다 만성중이염 치료에 시간이 더 오래 걸린 경우임. 즉 축농증은
중이염 완치 후 빨리 좋아진 경우로 축농증과 중이염을 함께 앓을
경우 중이염 치료가 우선임을 보여 줌.

편도선염 치료 사례 1(8세/남/조○○/경기도 안양시 범계동)

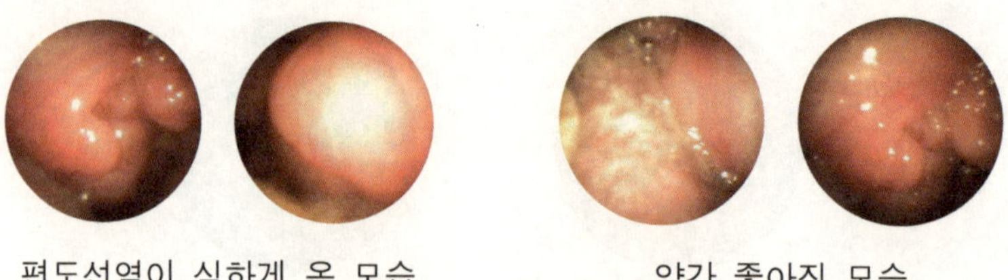

편도선염이 심하게 온 모습   약간 좋아진 모습

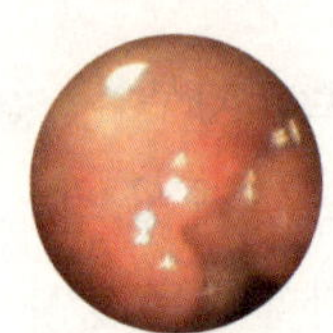

편도선염이 재발한 모습

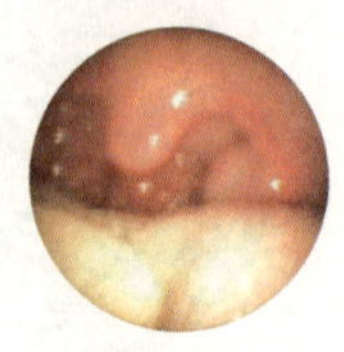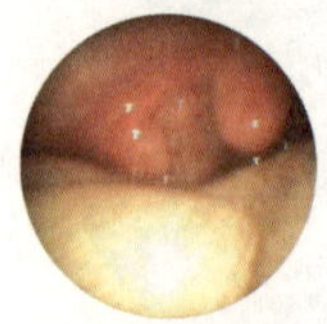

부종은 남았으나 거의 재발 없이 완치된 모습

평소 감기에 걸리면 편도선염으로 편도 부종, 고열, 전신 근육통으로 고생함. 감기에 걸릴 때마다 한약 치료 및 평소 한약을 통한 예방 치료로 거의 완치(급성 감기에도 고열이 없음)됨.

편도선염 치료 사례 2(6세/남/성○○/경기도 광명시 하안동)

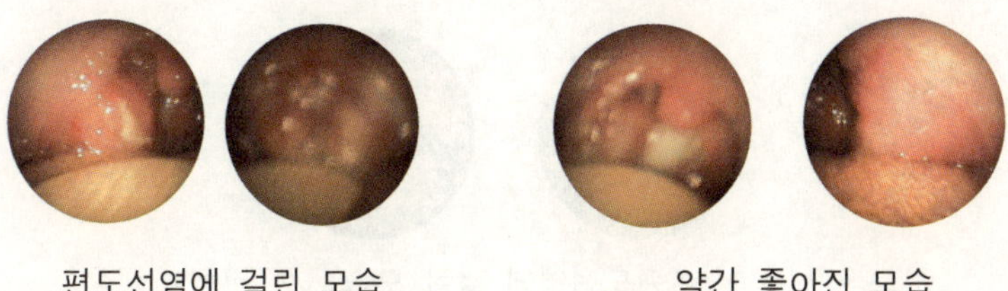

편도선염에 걸린 모습   약간 좋아진 모습

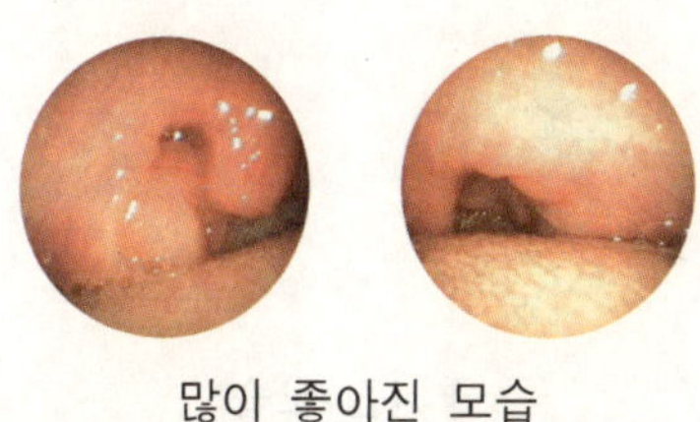

많이 좋아진 모습

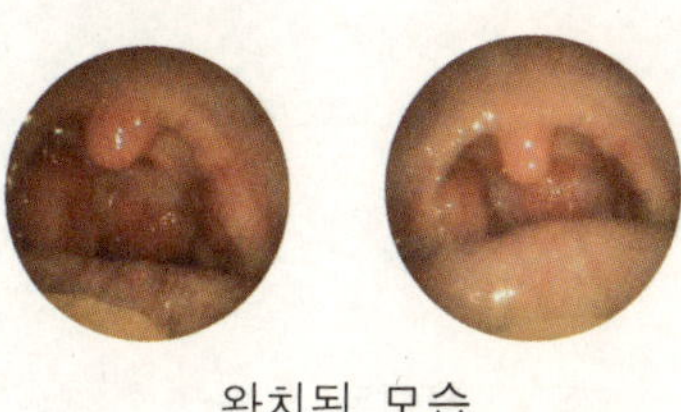

완치된 모습

평소 쉽게 감기에 걸리고 특히 아이스크림 등을 먹으면 거의 편도
선염으로 고생함. 감기에 걸릴 때마다 한약 복용 및 평소 한약을 통한
예방 치료로 거의 완치(급성 감기에도 고열이 없음)됨.

편도선염 치료 사례 3(4세/남/송○○/경기도 시흥시 은행동)

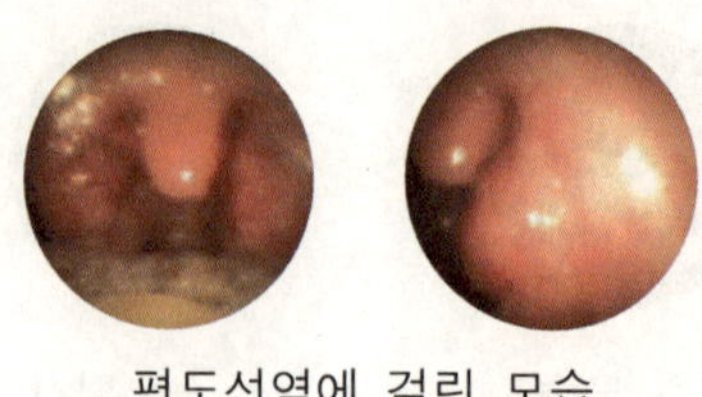

편도선염에 걸린 모습

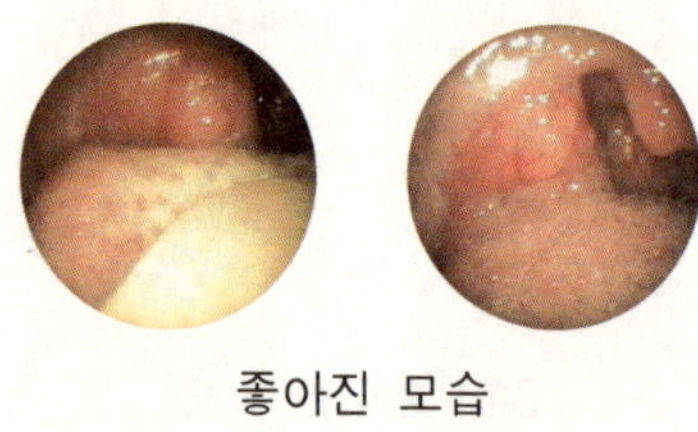

좋아진 모습

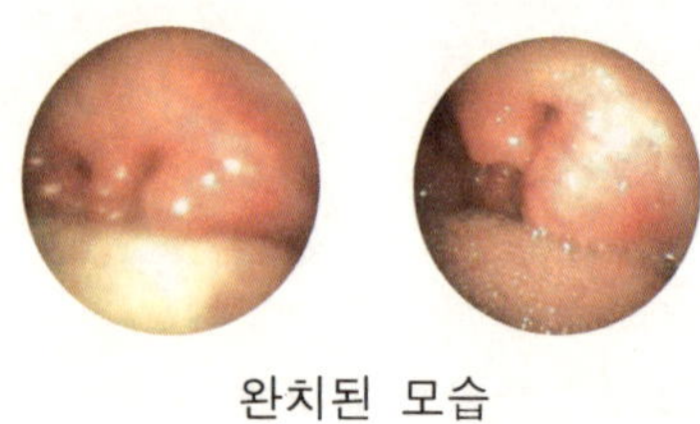

완치된 모습

　평소 감기에 걸리면 편도선염으로 고생함. 감기에 걸릴 때마다 한약 복용 및 평소 한약을 통한 예방 치료로 거의 완치(급성 감기에도 고열이 없음)됨.

중이염 치료 사례 1(3세/남/정○○/경기도 안산시 부곡동)

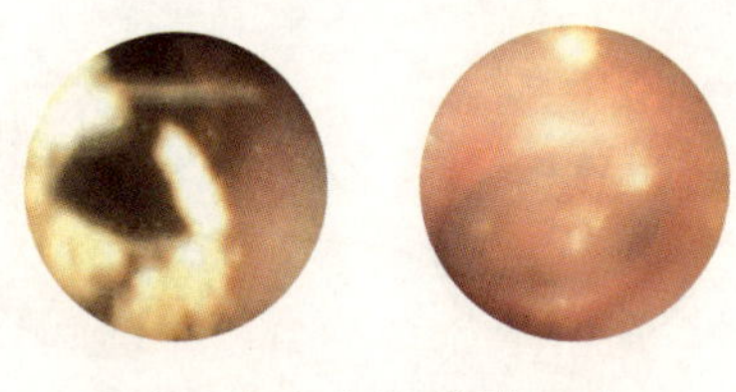

급성중이염이 발생한 모습

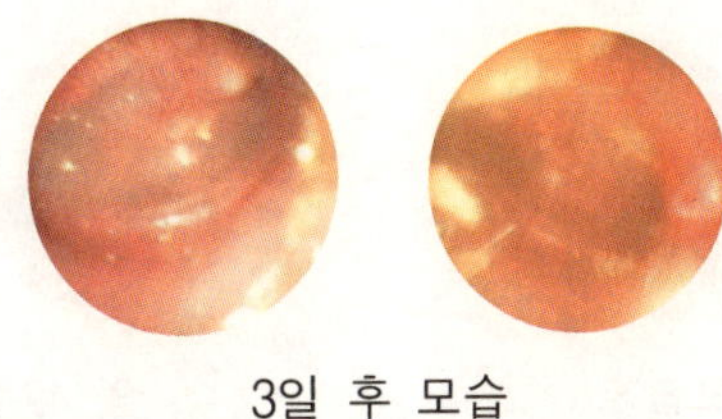

3일 후 모습

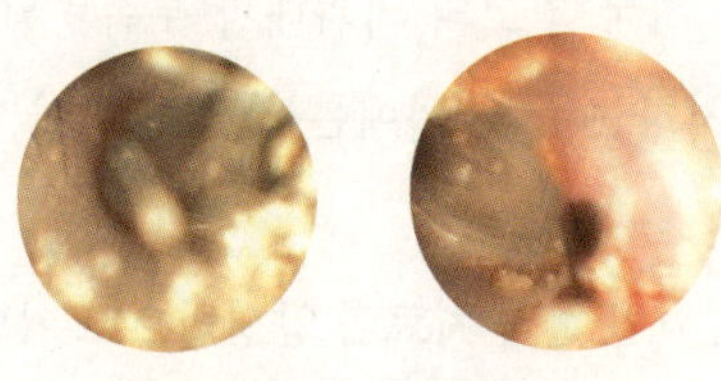

발병 5일 후 완치된 모습

급성중이염으로 진단. 한약 복용 후 5일 만에 완치된 경우임.

중이염 치료 사례 2(2세/여/정○○/경기도 용인시 수지동)

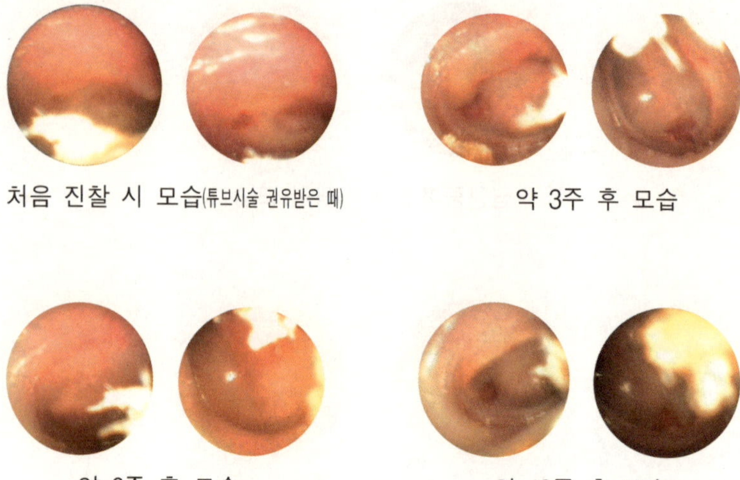

처음 진찰 시 모습(튜브시술 권유받은 때)

약 3주 후 모습

약 6주 후 모습

약 12주 후 모습

　만성중이염으로 한국 최고의 의과대학 부속병원 이비인후과에서 고막에 튜브를 설치하는 수술 외에는 다른 방법이 없다는 진단을 받고 본원에 내원함.

　약 3개월 간 계속적인 한약 치료와 양생법으로 거의 좋아짐. 이후에도 감기에 걸리면 다시 재발을 몇 번 반복하였으나 1,2주 정도 한약 치료 후 좋아짐. 2006년 10월 같은 병원에서 다시 검진 결과 완치 판정 받음.

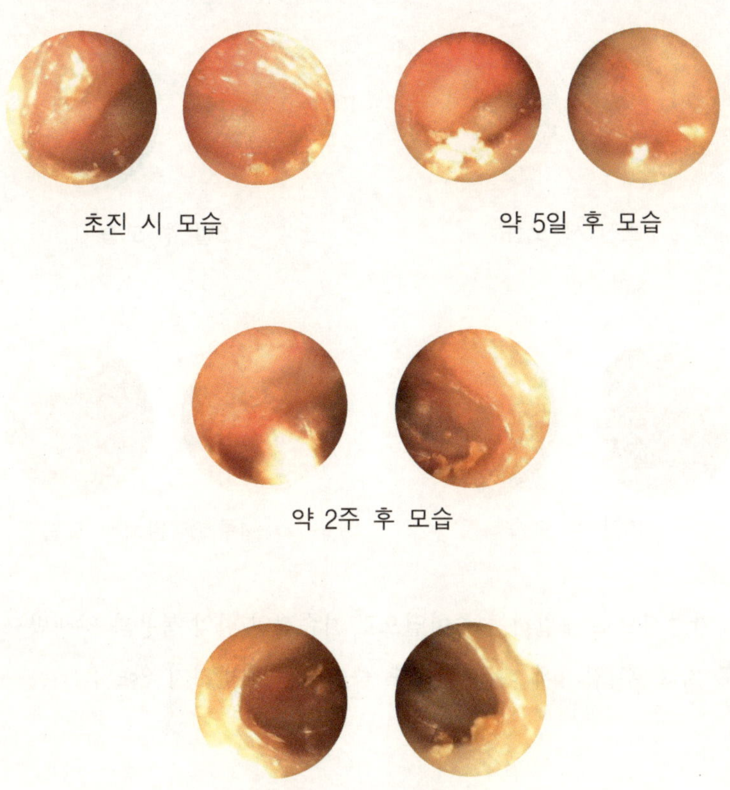

초진 시 모습　　　　　약 5일 후 모습

약 2주 후 모습

약 4주 후 완치된 모습

　급성중이염과 함께 평소 아토피가 있는 환자로 중이염에 걸린 후 치료한 경우임.

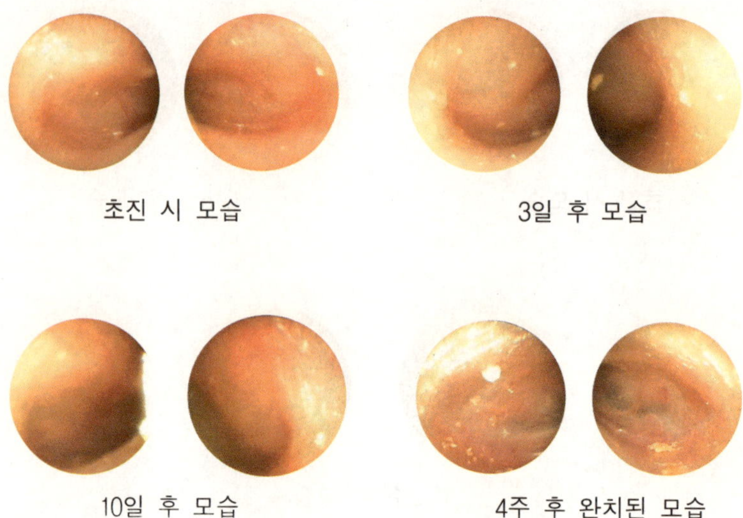

초진 시 모습

3일 후 모습

10일 후 모습

4주 후 완치된 모습

만성적으로 재발하는 중이염으로 지속적인 한약 복용과 양생법으로 치료 후 감기에 다시 걸려도 중이염은 재발하지 않았음.

처음 이 원고를 준비할 당시, 따사로운 바람에 기분 좋게 시작했던 기억이 있는데, 제법 오랜 시간이 흘러 이 원고를 마친 지금은 가슴에 와 닿는 바람이 가을임을 느끼게 한다. 오랜 준비 끝의 마무리를 하는 지금, 마치 뱃속의 아이를 세상에 내어 좋은 듯 자랑스러우면서도 조심스러운 기분이다. 평소 두 아이의 아빠이자 한의사로서 진료하면서 겪은 일을 솔직하게 표현하려 했으나 말재주가 부족하여 아쉬운 점이 많다. 바람으로는 그 동안 쌓아온 의사로서 경험과 지혜가 이 책을 통하여 부모와 아이들에게 기쁨을 주었으면 하는 마음이다.

많은 부모들이 아이와 같이 내원하여 '우리 아이는 매일 감기에 걸려 살아요, 우리 아이는 감기만 걸리면 중이염이 같이 걸려요, 우리 아이는 코감기를 끼고 살아요' 등등을 호소하면서 '조금만 일찍 내원하여 예방이라도 했으면 좋았을 걸' 하고 말하지만 동시에 '한의원에서 감기 치료와 예방을 하는 줄 몰랐다'고 말하는 경우가 대부분이다.

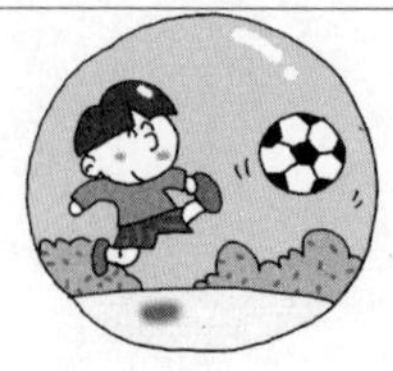

어떠한 면에서 우리 한의사들의 적극적 홍보의 부족을 느끼게 되는 부분이기도 하다. 또한 '진찰 결과는 이렇고 치료는 어떻게 할 것이며 예방은 이렇게 하세요'라고 얘기하면 대부분의 부모들은 치료는 받고 싶지만 경제적인 문제가 크다는 이야기를 먼저 한다. 결국 이 말은 의료 보험이 적용되지 않아 비싸다는 말이다.

항상 환자를 진료하면서 한의사로서 느끼는 것은 단 한번만이라도 양의사와 동일한 조건 하에서 한약과 양약으로 서로 치료하여 어떤 것이 더 안전하고 효과적인가를 환자들이 느껴볼 수 있는 기회가 있었으면 하는 것이다. 그러나 현실은 양방은 '보험'이라는 튼튼한 갑옷을 입고, 한방은 맨살로 싸우는 불공정 게임인 것이 사실이다. 다만 아이들이 흔히 걸리는 감기, 편도선염, 중이염, 기관지염, 비염 치료약만이라도 의료 보험이 적용되어 한의원에서 보다 쉽게 아이들의 건강에 도움을 줄 수 있으면 얼마나 좋을까.

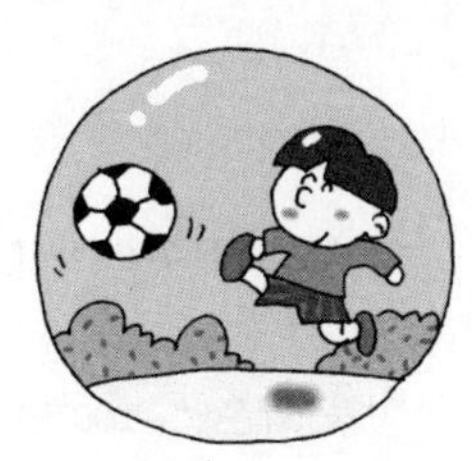

한의사로서의 작은 소망 가운데 하나이다.

더불어 요즈음 진료실에서 자주 볼 수 있는 풍경은 아이들의 스트레스 질환이 너무 많아졌다는 것이다. 물론 이러한 원인을 사회적인 환경에서 찾는 것도 중요하지만, 그에 앞서 아이들이 오랜 시간 머무르는 가정 환경을 먼저 정상으로 되돌려 보는 것은 어떨까. 다음에 기회가 된다면 스트레스로 인한 질환을 치료하는 데 도움이 되는 책을 내는 것이 작은 소망이다.

감기로부터 우리 아이 지키기

처음 박은날 : 2007년 9월 1일
처음 펴낸날 : 2007년 9월 10일

지은이 : 이수형 · 김형원
펴낸이 : 김영식
펴낸곳 : 도서출판 들꽃누리

서울시 광진구 자양2동 605-30 2층
전화 : (02)455-6365 · 팩스 (02)455-6366
등록 : 제1-2508호

ⓒ 이수형 · 김형원, 2007

E-mail : draba21@dreamwiz.com
www.nurira.com
ISBN 978-89-90286-27-7   값 12,000원